# Praxisnachweis Altenpflege





Thieme

# Praxisnachweis Altenpflege

Tätigkeitsnachweis und Beurteilungsbögen
für die praktische Ausbildung

Bianca Baroud
Klaus Mathes
Kerstin Müller-Bücken
Thomas Wiglinghoff

4., aktualisierte Auflage

Georg Thieme Verlag
Stuttgart · New York

**Autoren**

Bianca Baroud
Lehrerin für Pflegeberufe
Leiterin eines ambulanten Pflegedienstes

Klaus Mathes
Soziologe
Projektentwickler

Kerstin Müller-Bücken
Lehrerin für Pflegeberufe
Leiterin der AWO Altenpflegeschule

Thomas Wiglinghoff
Lehrer für Pflegeberufe
stellvertretender Schulleiter

Fotos:

Alexander Fischer, Christoph von Haussen,
Werner Krüper, Roman Stöppler

**Wichtiger Hinweis:** Wie jede Wissenschaft ist die Medizin ständigen Entwicklungen unterworfen. Forschung und klinische Erfahrung erweitern unsere Erkenntnisse, insbesondere was Behandlung und medikamentöse Therapie anbelangt. Soweit in diesem Werk eine Dosierung oder eine Applikation erwähnt wird, darf der Leser zwar darauf vertrauen, dass Autoren, Herausgeber und Verlag große Sorgfalt darauf verwandt haben, dass diese Angabe **dem Wissensstand bei Fertigstellung des Werkes** entspricht.
Für Angaben über Dosierungsanweisungen und Applikationsformen kann vom Verlag jedoch keine Gewähr übernommen werden. **Jeder Benutzer ist angehalten,** durch sorgfältige Prüfung der Beipackzettel der verwendeten Präparate und gegebenenfalls nach Konsultation eines Spezialisten festzustellen, ob die dort gegebene Empfehlung für Dosierungen oder die Beachtung von Kontraindikationen gegenüber der Angabe in diesem Buch abweicht. Eine solche Prüfung ist besonders wichtig bei selten verwendeten Präparaten oder solchen, die neu auf den Markt gebracht worden sind. **Jede Dosierung oder Applikation erfolgt auf eigene Gefahr des Benutzers.** Autoren und Verlag appellieren an jeden Benutzer, ihm etwa auffallende Ungenauigkeiten dem Verlag mitzuteilen.

*Bibliographische Information der Deutschen Nationalbibliothek*

Die Deutsche Nationalbibliothek verzeichnet diese Publikation in der Deutschen Nationalbibliografie; detaillierte bibliografische Daten sind im Internet über http://dnb.d-nb.de abrufbar.




Rüdigerstraße 14
D-70469 Stuttgart
Unsere Homepage: http://www.thieme.de

Umschlaggestaltung: Thieme Verlagsgruppe
Satz: Primustype Hurler GmbH, Notzingen
Satzsystem: Adobe Indesign CC2015
Druck: Aprinta Druck GmbH, Wemding

ISBN 978-3-13-140744-3



1 2 3 4 5 6

# Vorwort – Einführung

Vor mehr als 10 Jahren ist dieser Praxisnachweis erstmals erschienen. Zwei Mal haben wir ihn seither überarbeitet. Eigentlich hätte eine komplette Überarbeitung angestanden. Wir haben uns jedoch dafür entschieden, noch ca. 2 Jahre zu warten, bis erste Ergebnisse und Erfahrungen aus der Arbeit mit den rechtlichen und strukturellen Grundlagen der Neuordnung der Pflegeberufe vorliegen. Dann werden wir eine völlige Neustrukturierung in Angriff nehmen, die zu den dann bestehenden Bedingungen passt.

Trotzdem haben wir bereits diese Neuauflage in vielerlei Hinsicht optimiert, damit der Praxisnachweis noch praxistauglicher und nutzerfreundlicher wird. Wir haben die Erfahrungen aus den letzten Jahren eingearbeitet und den Bedürfnissen der „Anwender" weiter angepasst.

Wir, die Autoren, arbeiten seit Jahrzehnten im Berufsfeld Altenpflege in Bildung und Praxis. Die Formalien und technischen Abläufe bei Überarbeitung und Herausgabe des Praxisnachweises organisiert das Projektbüro für Strukturentwicklung und Bildungsplanung der AWO Nordhessen.

Bei der Überarbeitung dieser Dokumentationshilfe für die praktische Altenpflege-Ausbildung haben wir uns von den Grundsätzen der einfachen Handhabung, der Transparenz und Flexibilität für unterschiedliche Ausbildungsabläufe, Konzepte und Formen der Praxisausbildungen leiten lassen. Der Leitfaden soll außerdem die Zusammenarbeit zwischen Auszubildenden und Praxisanleitern erleichtern.

Bei Aufbau und Gliederung haben wir uns so weit wie möglich am Lehrbuch „Altenpflege" von Ilka Köther orientiert. Wir orientieren uns dabei nicht in erster Linie an einem Konzept (Lernfeld, ABEDL o.Ä.), sondern an Tätigkeiten und Tätigkeitskomplexen, wie sie in der Praxis und den Einrichtungen tatsächlich zu finden sind.

Der Praxisnachweis beginnt mit den Datenblättern für die Auszubildenden und die Praxiseinrichtungen. Hier sollen die praktischen Ausbildungsabschnitte dokumentiert werden.

Es folgen die Tätigkeitsnachweise. Diese sind nach der Logik der Lernfelder in vier Teile geordnet:

1. **Aufgaben und Konzepte in der Altenpflege**
2. **Unterstützung alter Menschen bei der Lebengestaltung**
3. **Rechtliche und institutionelle Rahmenbedingungen altenpflegerischer Arbeit**
4. **Altenpflege als Beruf**

Die Altenpflegeausbildung wird nach den Grundsätzen der Lernfeldpädagogik durchgeführt. Die Ausbildungsinhalte sollen im schulischen Teil nicht mehr nach Fächern, sondern ähnlich wie reale praktische Aufgabenstellungen in der Pflege, nach praxisnahen Lernfeldern unterrichtet werden. Somit wird in der Schule fächerübergreifend an einer Aufgabenstellung oder Pflegesituation gelernt. Auszubildende sollen pflegerische Aufgabenstellungen also – ähnlich wie in der Praxis – in Zusammenhängen erlernen. Lernfelder und Lernsituationen sollen interdisziplinär und zeitnah die verschiedenen Aspekte einer praktischen Fragestellung unterrichten, sodass z. B. medizinische, psychologische, soziale und auch juristische Inhalte in dichtem Zusammenhang die Lernfelder ausgestalten. Diese Form zu lernen ist näher an der Wirklichkeit der Praxis und wird somit der gestiegenen Anforderungen an Lehrende und Lernenden mehr gerecht. Bei der Lernfeldpädagogik tauchen Aufgaben und Fragestellungen auch nicht „nach Fächern getrennt" auf. Dies entspricht auch eher der Struktur der Praxis.

Im Anhang finden Sie Formblätter für die Planungs- und Auswertungsgespräche. Hier können die Auszubildenden und Praxisanleiter die Ergebnisse der Ausbildungsabschnitte dokumentieren. Sie wurden für diese Auflage überarbeitet und noch mehr an die Bedürfnisse der Praxisanleiter angepasst. Das Buch beinhaltet außerdem eine neue Arbeitshilfe für das Probezeit-Gespräch.

Die Arbeitshilfe für die Notenfindung, die ebenfalls im Anhang zu finden ist, soll dazu dienen, die Bewertung der Lernergebnisse von Auszubildenden zu vereinfachen, und für beide Seiten transparenter und nachvollziehbarer zu machen. Die Notenfindung ist, nach unserer Erfahrung, eine sensible Herausforderung für Praxisanleiter und Auszubildende. Auch diese Arbeitshilfe haben wir noch einmal stark überarbeitet. Sie ist jetzt differenzierter und praxisnaher.

Sollten Sie im Laufe der Ausbildung mehr Formulare benötigen, als dieses Buch enthält, können Sie diese unter **www.thieme.de/baroud-praxisnachweis** herunterladen.

Nicht alle gesetzlich vorgeschriebenen Inhalte sind in den verschiedenen Praxiseinrichtungen Gegenstand der Ausbildung. Ein erheblicher Teil der Ausbildung ist für das Lernen und die Arbeit in der Einrichtung notwendig, ist dort aber nicht überprüf- oder anwendbar. Dazu gehört der gesamte Komplex „Hintergrundwissen" über medizinische, psychologische, soziale und rechtliche Sachverhalte, die den Beruf tragen und die Altenpflege zu einer professionellen Tätigkeit machen.

Im Praxisnachweis finden Sie die Handlungen und Aufgabenstellungen, wie die Praxis sie für Auszubildende bereithält und wie sie dargestellt und überprüft werden können. Das schließt selbstverständlich Planung, Dokumentation und Evaluierung ein.

Dieser in der Praxis anwendbare und überprüfbare Teil der Ausbildung ist im Lernbereich 1 Aufgaben und Konzepte der Altenpflege konzentriert. Hier nimmt das Lernfeld 1.3 „Alte Menschen personen- und situationsbezogen pflegen" den größten Teil ein.

Wir haben den Praxisnachweis nach den möglichen Abläufen in der praktischen Ausbildung strukturiert. Der Fortschritt vom ersten, zweiten und dritten Ausbildungsjahr soll entsprechend den gesetzlichen Grundlagen dargestellt und auch bei der Bewertung der Leistungen angemessen berücksichtigt werden:

1. Kennenlernen des Praxisfeldes
2. Mitarbeit bei der umfassenden und geplanten Pflege
3. Übernehmen selbstständiger Teilaufgaben
4. Übernehmen selbstständiger Projektaufgaben
5. Selbstständig planen, durchführen und reflektieren der Pflege

Dieses Buch hat in den letzten Jahren sehr davon profitiert, dass wir Kritiken und Empfehlungen von „Anwendern" einbeziehen konnten. Die Anregungen haben den Praxisnachweis immer wieder verbessert. Auf diese Unterstützung hoffen wir auch weiterhin.

Kassel im Oktober 2015
Das Autorenteam

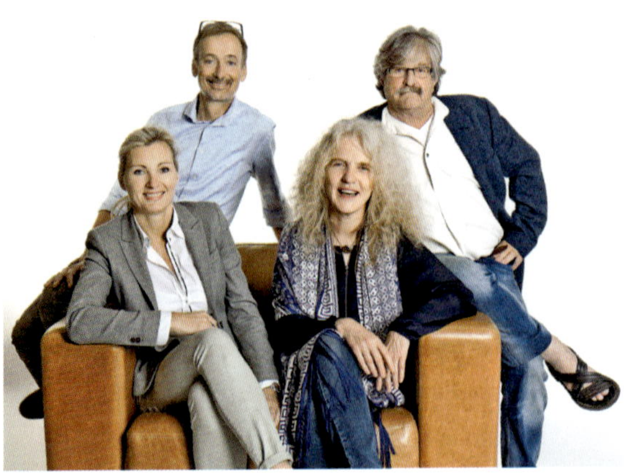

Bianca Baroud *(vorne links)*
Kerstin Müller-Bücken *(vorne rechts)*
Thomas Wiglinghoff *(hinten links)*
Klaus Mathes *(hinten rechts)*

## Ausbildung zur/zum staatlich anerkannten Altenpflegerin/Altenpfleger

**Nachweis über die praktische Ausbildung von:**

Hier ist Platz für Ihr Foto

Vorname, Name: ____________________

Adresse: ____________________

____________________

Telefon: ____________________ E-Mail: ____________________

Altenpflegeschule: ____________________

Adresse: ____________________

Telefon: ____________________ E-Mail: ____________________

Kursleitung: ____________________

Telefon: ____________________ E-Mail: ____________________

Dieses Buch ist das offizielle Dokument über Ihren Stand der praktischen Ausbildung. Der Nachweis ist selbstständig, ohne besondere Aufforderungen zu führen. Bitte aktualisieren Sie die Eintragungen regelmäßig.

Sie können die Eintragungen im Tätigkeitsnachweis selbstständig vornehmen. Die Praxiseinrichtung muss die Eintragungen mit Handzeichen/Unterschrift bestätigen.

Auf Seite 11 kann die Schule mit Datum und Unterschrift ihre Kenntnisnahme des Ausbildungsstandes regelmäßig protokollieren.

Die Gesprächsprotokolle und Beurteilungsbögen im Anhang sind durch die Praxisanleiter der Einrichtung und/oder durch den Träger der praktischen Ausbildung auszufüllen.

## Inhaltsverzeichnis

# Träger der praktischen Ausbildung

**Nach § 13 (2) Bundesaltenpflegegesetz**

Einrichtung: ______________________ Träger: ______________________

Adresse: ______________________________________________

Telefon: ______________________ E-Mail: ______________________

Leitbild, besondere Ziele der Einrichtung: ______________________

______________________________________________

______________________________________________

______________________________________________

______________________________________________

**Absolviert wurden Ausbildungsabschnitte in folgenden Abteilungen und/oder folgenden Wohnbereichen:**

1. **Einrichtung/Wohnbereich:** ______________ **Anzahl der Bewohner/Kunden:** ______
   **von:** ______ **bis:** ______________
   **Besonderheiten:** ______________
   **Ansprechpartner/-in:** ______________ **Handzeichen:** ______________

2. **Einrichtung/Wohnbereich:** ______________ **Anzahl der Bewohner/Kunden:** ______
   **von:** ______ **bis:** ______________
   **Besonderheiten:** ______________
   **Ansprechpartner/-in:** ______________ **Handzeichen:** ______________

3. **Einrichtung/Wohnbereich:** ______________ **Anzahl der Bewohner/Kunden:** ______
   **von:** ______ **bis:** ______________
   **Besonderheiten:** ______________
   **Ansprechpartner/-in:** ______________ **Handzeichen:** ______________

4. **Einrichtung/Wohnbereich:** ______________ **Anzahl der Bewohner/Kunden:** ______
   **von:** ______ **bis:** ______________
   **Besonderheiten:** ______________
   **Ansprechpartner/-in:** ______________ **Handzeichen:** ______________

5. **Einrichtung/Wohnbereich:** ______________ **Anzahl der Bewohner/Kunden:** ______
   **von:** ______ **bis:** ______________
   **Besonderheiten:** ______________
   **Ansprechpartner/-in:** ______________ **Handzeichen:** ______________

6. **Einrichtung/Wohnbereich:** ______________ **Anzahl der Bewohner/Kunden:** ______
   **von:** ______ **bis:** ______________
   **Besonderheiten:** ______________
   **Ansprechpartner/-in:** ______________ **Handzeichen:** ______________

Sicher werden Sie nicht die gesamte Ausbildungszeit in Ihrer Ausbildungseinrichtung in derselben Abteilung/im selben Wohnbereich tätig sein und auch Ihre Ansprechpartner werden nicht über den gesamten Ausbildungszeitraum dieselben bleiben. Bitte dokumentieren Sie hier diese Veränderungen.

**Weitere Formulare finden Sie unter www.thieme.de/baroud-praxisnachweis**

## Externes Praktikum (Außeneinsätze)

**nach § 4 (3) Bundesaltenpflegegesetz mind. 500 Stunden**

**Name der Einrichtung:** ____________________ **Träger:** ____________________

**Praktikum von:** ____________ **bis:** ____________

**Adresse:** ________________________________________

**Art der Einrichtung:** ________________________________________

**Besonderheiten:** ________________________________________

________________________________________

**Wohnbereich/Station:** ________________________________________

**Ansprechpartner/-in:** ____________________ **Handzeichen:** ____________________

---

**Name der Einrichtung:** ____________________ **Träger:** ____________________

**Praktikum von:** ____________ **bis:** ____________

**Adresse:** ________________________________________

**Art der Einrichtung:** ________________________________________

**Besonderheiten:** ________________________________________

________________________________________

**Wohnbereich/Station:** ________________________________________

**Ansprechpartner/-in:** ____________________ **Handzeichen:** ____________________

Im Bundesaltenpflegegesetz § 4 Abs. 3 ist ein externes Praktikum (ambulant) vorgeschrieben. In der Praxis ist es aber üblich, dass die meisten Altenpflegeschulen und ihre Praxiseinrichtungen den Auszubildenden ein weiteres externes Praktikum (Krankenhaus, Gerontopsychiatrie usw.) ermöglichen. In einigen Bundesländern ist das 2. externe Praktikum per Landesregelung vorgeschrieben.

**Weitere Formulare finden Sie unter www.thieme.de/baroud-praxisnachweis**

## Kenntnisnahme des Praxisnachweises durch die Schule

| | |
|---|---|
| **Datum:** ______________________<br><br>**Lehrer/-in:** ______________________ | Anmerkungen: |
| **Datum:** ______________________<br><br>**Lehrer/-in:** ______________________ | Anmerkungen: |
| **Datum:** ______________________<br><br>**Lehrer/-in:** ______________________ | Anmerkungen: |
| **Datum:** ______________________<br><br>**Lehrer/-in:** ______________________ | Anmerkungen: |
| **Datum:** ______________________<br><br>**Lehrer/-in:** ______________________ | Anmerkungen: |
| **Datum:** ______________________<br><br>**Lehrer/-in:** ______________________ | Anmerkungen: |

**Weitere Formulare finden Sie unter www.thieme.de/baroud-praxisnachweis**

# 1 Aufgaben und Konzepte in der Altenpflege

## 1.1 Theoretische Grundlagen in das altenpflegerische Handeln einbeziehen

## 1.2 Pflege alter Menschen planen, durchführen, dokumentieren und evaluieren

## 1.3 Alte Menschen personen- und situationsbezogen pflegen

## 1.4 Anleiten, beraten und Gespräche führen

## 1.5 Bei der medizinischen Diagnostik und Therapie mitwirken

Diese Lernfelder enthalten Themenschwerpunkte, die jede professionelle Pflegekraft kennen und beherrschen soll. Dazu gehören unterschiedliche Pflegemodelle und Konzepte für den Umgang mit alten Menschen ebenso wie Standards, die Pflegeüberleitung oder das Schnittstellenmanagement.

Die Techniken der Pflegeplanung und ihre Dokumentation sind von besonderer Bedeutung. Die Dokumentation der geplanten Pflegemaßnahmen ist täglicher Bestandteil der pflegerischen Arbeit.

Nur wenn die biografischen Daten der Patienten ermittelt und einbezogen sind, kann die Pflege individuell und den Bedürfnissen entsprechend geplant und durchgeführt werden. Auch die Wahrnehmung und Beobachtung aller pflegerelevanten Faktoren (physisch, psychisch, sozial) sind für die Planung und Durchführung der Pflege von großer Wichtigkeit. Nur so können die geplanten Pflegemaßnahmen auch auf ihre Wirksamkeit hin kontrolliert und bei Bedarf angepasst oder geändert werden. Sie spielen deshalb hier an unterschiedlichen Stellen eine wichtige Rolle.

Dieses Lernfeld beinhaltet einen großen Teil der Kompetenzbereiche, die konkret und direkt die Ausbildungspraxis abbilden und damit einen großen Teil des Alltags in der Praxiseinrichtung bestimmen. Neben den Pflegeverrichtungen sind auch unterstützende Handlungen der Pflegenden im Bereich der Diagnostik und Therapie erfasst. Handlungskompetenzen, die zur Begleitung alter Menschen bei den ABEDL notwendig sind, haben hier ihren Schwerpunkt. In einigen Bereichen geht es auch um spezielle Pflegesituationen, z. B. die Pflege von Menschen mit Demenz oder die Versorgung von Wunden, die besonderer Handlungskompetenzen bedürfen. Sie können hier ebenfalls dokumentiert werden.

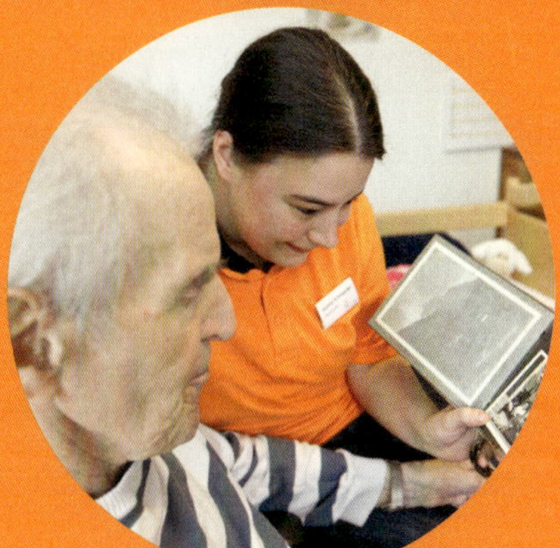

| Erstellen von Biografien | Theorie | assistiert/gesehen | unter Anleitung durchgeführt | selbständig durchgeführt | eingeübt |
|---|---|---|---|---|---|
| Raum für die Biografiearbeit vorbereiten | X | | | | |
| Information für Betroffene | | | | | |
| Information für Angehörige | | | | | |
| Einbeziehen von Dokumentationsunterlagen | | | | | |
| Biografische Daten erheben | | | | | |
| Daten in die Pflegeplanung einbeziehen | | | | | |

| Konzepte, Theorien und Standards in die Praxis einbeziehen | | | | | |
|---|---|---|---|---|---|
| Pflegeleitbild der Einrichtung | X | | | | |
| Standards in das pflegerische Handeln einbeziehen | X | | | | |
| Expertenstandards | X | | | | |
| *Sonstige* | | | | | |

| Wahrnehmen/beobachten | | | | | |
|---|---|---|---|---|---|
| Allgemeine Wahrnehmung/Beobachtung mit den fünf Sinnen schulen/erlernen | X | | | | |
| Beobachtungsergebnisse in die Pflege einbeziehen | X | | | | |
| *Sonstige* | | | | | |

| Pflegeplanung erstellen | | | | | |
|---|---|---|---|---|---|
| Informationssammlung, Assessment, Biografie, Anamnese | X | | | | |
| Erkennen von Problemen und Ressourcen | X | | | | |
| Formulieren von Pflegezielen | X | | | | |
| Planen der Maßnahmen | X | | | | |
| Durchführen der geplanten Maßnahmen | | | | | |
| Auswerten, Evaluieren | | | | | |
| Einbeziehen von Pflegediagnosen | X | | | | |

| Pflegeüberleitung/Case Management, Kooperation mit … | Theorie | assistiert/gesehen | unter Anleitung durchgeführt | selbständig durchgeführt | eingeübt |
|---|---|---|---|---|---|
| Krankenhäuser | | | | | |
| Pflegeeinrichtungen | | | | | |
| Rehabilitationseinrichtungen | | | | | |
| Sozialstationen, ambulante Dienste | | | | | |
| *Sonstige* | | | | | |

| Schnittstellenmanagement | | | | | |
|---|---|---|---|---|---|
| Essen auf Rädern | | | | | |
| Besuchsdienste | | | | | |
| Soziale Dienste | | | | | |
| Hospizdienste | | | | | |
| *Sonstige* | | | | | |

# Kommunizieren können

| Mit Bewohnern kommunizieren | Theorie | assistiert/gesehen | unter Anleitung durchgeführt | selbständig durchgeführt | eingeübt |
|---|---|---|---|---|---|
| Erstgespräche/Aufnahmegespräche führen | X | | | | |
| Beratungsgespräche führen | X | | | | |

| Nonverbale Kommunikation beobachten | Theorie | assistiert/gesehen | unter Anleitung durchgeführt | selbständig durchgeführt | eingeübt |
|---|---|---|---|---|---|
| Mimik | X | | | | |
| Gestik | X | | | | |
| Körpersprache | X | | | | |

| Nonverbale Kommunikation einsetzen | Theorie | assistiert/gesehen | unter Anleitung durchgeführt | selbständig durchgeführt | eingeübt |
|---|---|---|---|---|---|
| Kommunikation mit Hörgeschädigten | X | | | | |
| Kommunikation mit Sehgeschädigten | X | | | | |
| Kommunikation mit Sprachgeschädigten | | | | | |
| Kommunikation mit Sterbenden | | | | | |
| Kommunikation mit demenzkranken Menschen | | | | | |
| *Sonstige* | | | | | |

| Alte Menschen mit Sehstörungen pflegen | Theorie | assistiert/gesehen | unter Anleitung durchgeführt | selbständig durchgeführt | eingeübt |
|---|---|---|---|---|---|
| Umgang mit Brillen | X | | | | |
| Umgang mit Kontaktlinsen | | | | | |
| Umgang mit Augenprothesen | | | | | |
| Betreuung von Menschen mit Sehstörungen | X | | | | |
| Betreuung von Menschen mit Erblindung | X | | | | |

| Alte Menschen mit Hörstörungen pflegen | Theorie | assistiert/gesehen | unter Anleitung durchgeführt | selbständig durchgeführt | eingeübt |
|---|---|---|---|---|---|
| Umgang mit Hörgeräten | X | | | | |
| Betreuung von Menschen mit Hörstörungen | X | | | | |
| Betreuung von gehörlosen Menschen | X | | | | |

| Alte Menschen mit Sprachstörungen pflegen | Theorie | assistiert/gesehen | unter Anleitung durchgeführt | selbständig durchgeführt | eingeübt |
|---|---|---|---|---|---|
| Betreuung von Menschen mit Dysarthrie | | | | | |
| Betreuung von Menschen mit Aphasie | | | | | |
| Betreuung von Menschen mit veränderter Bewusstseinslage | | | | | |
| Sprachtherapeutische Maßnahmen durchführen bzw. assistieren | | | | | |

| Basale Stimulation in der Altenpflege | Theorie | assistiert/gesehen | unter Anleitung durchgeführt | selbständig durchgeführt | eingeübt |
|---|---|---|---|---|---|
| Einsatz zur Kontaktaufnahme | X | | | | |
| Einsatz bei der Körperpflege | X | | | | |
| Einsatz bei der Nahrungsaufnahme | X | | | | |
| Einsatz bei der Körperwahrnehmung | | | | | |
| Einsatz bei der visuellen Stimulation | X | | | | |
| *Sonstige* | | | | | |

# Sich bewegen können

| Mobilität im Alter | Theorie | assistiert/gesehen | unter Anleitung durchgeführt | selbständig durchgeführt | eingeübt |
|---|---|---|---|---|---|
| Bewegungsfreundliche Umgebung gestalten | X | | | | |
| Unterstützen beim Gehen | X | | | | |
| Unterstützen bei individuellen Einschränkungen Kinästh. | X | | | | |
| *Sonstige* | | | | | |

| Rückenschonend arbeiten mit Hilfsmitteln | Theorie | assistiert/gesehen | unter Anleitung durchgeführt | selbständig durchgeführt | eingeübt |
|---|---|---|---|---|---|
| Hebelifter | X | | | | |
| Badewannenlifter | X | | | | |
| Rutschbrett | X | | | | |
| Drehscheibe | X | | | | |
| Gleitkissen und -matten | | | | | |
| Bettleiter | | | | | |
| Stecklaken/Bettlaken | X | | | | |
| *Sonstige* Bett beziehen | X | | | | |

| Rückenschonend arbeiten mit zweiter Pflegekraft bei ... | Theorie | assistiert/gesehen | unter Anleitung durchgeführt | selbständig durchgeführt | eingeübt |
|---|---|---|---|---|---|
| Pflegemaßnahmen | X | | | | |
| Transfer | X | | | | |
| Mobilisation | X | | | | |

| Transfer nach rückenschonenenden Prinzipien | Theorie | assistiert/gesehen | unter Anleitung durchgeführt | selbständig durchgeführt | eingeübt |
|---|---|---|---|---|---|
| Anleiten einer pflegebedürftigen Person | X | | | | |
| Unterstützen einer pflegebedürftigen Person | X | | | | |
| Vollständige Übernahme des Transfers | X | | | | |
| Einbeziehung kinästhetischer Prinzipien | X | | | | |

| Einsatz von Hilfsmitteln | Theorie | assistiert/gesehen | unter Anleitung durchgeführt | selbständig durchgeführt | eingeübt |
|---|---|---|---|---|---|
| Gehstock | X | | | | |
| Unterarmgehstützen | X | | | | |
| Rollator | X | | | | |
| Rollstuhl | X | | | | |
| *Sonstige* Gehbock | X | | | | |
| *Sonstige* | | | | | |

| Sturzprophylaxe | Theorie | assistiert/gesehen | unter Anleitung durchgeführt | selbständig durchgeführt | eingeübt |
|---|---|---|---|---|---|
| Einsatz von Assessmentinstrumenten unter Einbeziehung des Expertenstandards | X | | | | |
| Beseitigen innerer Sturzrisikofaktoren | X | | | | |
| Beseitigen äußerer Sturzrisikofaktoren | X | | | | |
| Durchführen von Maßnahmen laut Expertenstandard | X | | | | |
| Beratung von sturzgefährdeten Personen | X | | | | |
| Beratung von Angehörigen | X | | | | |
| Führen eines Sturzereignisprotokolls | X | | | | |
| *Sonstige* | | | | | |

| Kontrakturenprophylaxe | Theorie | assistiert/gesehen | unter Anleitung durchgeführt | selbständig durchgeführt | eingeübt |
|---|---|---|---|---|---|
| Risikofaktoren erkennen und dokumentieren | X | | | | |
| Obere und untere Extremitäten durchbewegen | X | | | | |
| aktiv | X | | | | |
| passiv | X | | | | |
| assistiv | X | | | | |
| Maßnahmen bei Kontrakturgefährdung Hand | X | | | | |
| Maßnahmen bei Kontrakturgefährdung Fuß | X | | | | |
| Beratung von Angehörigen bei Kontrakturgefährdung | | | | | |
| *Sonstige* | | | | | |

| Dekubitusprophylaxe | Theorie | assistiert/gesehen | unter Anleitung durchgeführt | selbständig durchgeführt | eingeübt |
|---|---|---|---|---|---|
| Einsatz von Assessmentinstrumenten unter Einbeziehung des Expertenstandards | X | | | | |
| ***Durchführen von Maßnahmen laut Expertenstandard*** | | | | | |
| Beratung von dekubitusgefährdeten Personen | X | | | | |
| Beratung von Angehörigen | X | | | | |
| Bewegungspläne erstellen | | | | | |
| Durchführen von Bewegungsübungen | | | | | |
| Lagerungspläne erstellen | | | | | |
| ***Durchführen von Lagerungen/Umlagerungen/Positionierungen*** | | | | | |
| 30°-Lagerung | X | | | | |
| schiefe Ebene | | | | | |
| Mikrolagerung | X | | | | |
| Weichlagerung | X | | | | |
| Weichmatratzen einsetzen | X | | | | |
| Gelkissen einsetzen | | | | | |
| *Sonstige* | | | | | |

| | Theorie | assistiert/gesehen | unter Anleitung durchgeführt | selbständig durchgeführt | eingeübt |
|---|---|---|---|---|---|
| ***Hohllagerung*** | | | | | |
| Wechseldruckmatratze einsetzen | X | | | | |
| Würfelmatratze anwenden | | | | | |
| 5-Kissen-Lagerung durchführen | X | | | | |
| A- und V-Lagerung durchführen | X | | | | |
| ***Zusätzliche Maßnahmen*** | | | | | |
| Haut pflegen | X | | | | |
| Durchblutung fördern | X | | | | |
| Ernährung bewusst einsetzen | X | | | | |
| *Sonstige* | | | | | |

| **Thromboseprophylaxe** | Theorie | assistiert/gesehen | unter Anleitung durchgeführt | selbständig durchgeführt | eingeübt |
|---|---|---|---|---|---|
| Einsatz von Assessmentinstrumenten | | | | | |
| Beratung von thrombosegefährdeten Personen | X | | | | |
| Beratung von Angehörigen | | | | | |
| ***Durchbewegen der unteren Extremitäten*** | | | | | |
| aktiv | | | | | |
| passiv | | | | | |
| assistiv | | | | | |
| Ausmessen, Anziehen, Ausziehen von Antithrombose-strümpfen | | | | | |
| Ausmessen, Anziehen, Ausziehen von Kompressionsstrümpfen | | | | | |
| Kompressionsverband bis zum Knie anlegen | | | | | |
| Kompressionsverband bis zur Leistenbeuge anlegen | | | | | |
| Besondere Hautpflege bei der Kompressionstherapie durchführen | | | | | |
| Durchführen von entstauenden Lagerungen | | | | | |
| *Sonstige* | | | | | |

| Spezielle Pflege eines alten Menschen nach Oberschenkelhalsfraktur | Theorie | assistiert/gesehen | unter Anleitung durchgeführt | selbständig durchgeführt | eingeübt |
|---|---|---|---|---|---|
| Informationen für die Erstellung einer Pflegeplanung sammeln | | | | | |
| Informations-/Beratungsgespräch führen | | | | | |
| Durchführen spezieller Pflegemaßnahmen | | | | | |
| *Sonstige* | | | | | |

| Spezielle Pflege eines alten Menschen nach Amputation | | | | | |
|---|---|---|---|---|---|
| Informationen für die Erstellung einer Pflegeplanung sammeln | | | | | |
| Informations-/Beratungsgespräch führen | | | | | |
| Durchführen spezieller Pflegemaßnahmen | | | | | |
| *Sonstige* | | | | | |

| Spezielle Pflege eines alten Menschen mit rheumatischen Erkrankungen | | | | | |
|---|---|---|---|---|---|
| Informationen für die Erstellung einer Pflegeplanung sammeln | | | | | |
| Informations-/Beratungsgespräch führen | | | | | |
| Durchführen spezieller Pflegemaßnahmen | | | | | |
| *Sonstige* | | | | | |

| Spezielle Pflege eines alten Menschen mit Totalendoprothese (TEP) | | | | | |
|---|---|---|---|---|---|
| Informationen für die Erstellung einer Pflegeplanung sammeln | | | | | |
| Informations-/Beratungsgespräch führen | | | | | |
| Durchführen spezieller Pflegemaßnahmen | | | | | |
| *Sonstige* | | | | | |

| Spezielle Pflege eines alten Menschen mit arteriellen Durchblutungsstörungen | Theorie | assistiert/gesehen | unter Anleitung durchgeführt | selbständig durchgeführt | eingeübt |
|---|---|---|---|---|---|
| Informationen für die Erstellung einer Pflegeplanung sammeln | | | | | |
| Informations-/Beratungsgespräch führen | | | | | |
| Durchführen spezieller Pflegemaßnahmen | | | | | |
| *Sonstige* | | | | | |

| Spezielle Pflege eines alten Menschen mit venösen Durchblutungsstörungen | Theorie | assistiert/gesehen | unter Anleitung durchgeführt | selbständig durchgeführt | eingeübt |
|---|---|---|---|---|---|
| Informationen für die Erstellung einer Pflegeplanung sammeln | | | | | |
| Informations-/Beratungsgespräch führen | | | | | |
| Durchführen spezieller Pflegemaßnahmen | | | | | |
| *Sonstige* | | | | | |

# Vitale Funktionen des Lebens aufrechterhalten können

| Atmung beobachten und beurteilen | Theorie | assistiert/gesehen | unter Anleitung durchgeführt | selbständig durchgeführt | eingeübt |
|---|---|---|---|---|---|
| Frequenz | X | | | | |
| Rhythmus | X | | | | |
| Qualität | X | | | | |
| Physiologische Atmung | X | | | | |
| Pathologische Atmung | X | | | | |

| Aspirationsprophylaxe | Theorie | assistiert/gesehen | unter Anleitung durchgeführt | selbständig durchgeführt | eingeübt |
|---|---|---|---|---|---|
| Risikofaktoren erkennen und dokumentieren | X | | | | |
| Beratung von aspirationsgefährdeten Personen | X | | | | |
| Beratung von Angehörigen | | | | | |
| Durchführen von Maßnahmen | X | | | | |

| Pneumonieprophylaxe | Theorie | assistiert/gesehen | unter Anleitung durchgeführt | selbständig durchgeführt | eingeübt |
|---|---|---|---|---|---|
| Einsatz von Assessmentinstrumenten | X | | | | |
| Beratung von pneumoniegefährdeten Personen | X | | | | |
| Beratung von Angehörigen | | | | | |

| Atemunterstützende Maßnahmen planen und durchführen | Theorie | assistiert/gesehen | unter Anleitung durchgeführt | selbständig durchgeführt | eingeübt |
|---|---|---|---|---|---|
| Atmen gegen einen Widerstand | X | | | | |
| Kontaktatmung | | | | | |
| Vibrationsmassage | X | | | | |
| Atemgymnastik | X | | | | |
| Triflo einsetzen | | | | | |
| ASE – Atemstimulierende Einreibung | X | | | | |
| Atemerleichternde Lagerung/Oberkörperhochlagerung | X | | | | |
| A-Lagerung | X | | | | |
| V-Lagerung | X | | | | |
| T-Lagerung | X | | | | |
| Seitenlagerung | X | | | | |
| Dehnlagerung | X | | | | |

| Sekretlösende Maßnahmen | | | | | |
|---|---|---|---|---|---|
| Inhalatoren laut Medizingeräteverordnung (MedGV) bedienen | X | | | | |
| Durchführen von Inhalationsverfahren | X | | | | |

| Alte Menschen mit Atemwegserkrankungen pflegen | Theorie | assistiert/gesehen | unter Anleitung durchgeführt | selbständig durchgeführt | eingeübt |
|---|---|---|---|---|---|
| Informationen für die Erstellung einer Pflegeplanung sammeln | X | | | | |
| Informations-/Beratungsgespräch mit Betroffenen und/ oder Angehörigen führen | | | | | |
| Akute Sinusitis | | | | | |
| Chronische Sinusitis | | | | | |
| Pneumonie | X | | | | |
| Atemnot | X | | | | |
| Lungenödem | | | | | |
| Bronchitis | | | | | |
| Chronisch obstruktive Lungenerkrankung | | | | | |
| Lungenemphysem | | | | | |
| Asthma bronchiale | | | | | |
| Asthma cardiale | | | | | |
| Atemwegskarzinome | | | | | |
| *Sonstige* | | | | | |
| ***Individuelle Unterstützung eines Betroffenen in den ABEDL*** | | | | | |
| Kommunizieren können | X | | | | |
| Sich bewegen können | X | | | | |
| Vitale Funktionen des Lebens aufrechterhalten können | X | | | | |
| Sich pflegen können | X | | | | |
| Essen und trinken können | X | | | | |
| Ausscheiden können | X | | | | |
| Sich kleiden können | X | | | | |
| Ruhen, schlafen, sich entspannen können | X | | | | |
| Sich beschäftigen können | X | | | | |
| Die eigene Sexualität leben können | X | | | | |
| Für Sicherheit sorgen können | X | | | | |
| Beziehungen sichern und gestalten können | X | | | | |
| Mit existenziellen Erfahrungen des Lebens umgehen können | X | | | | |

| Sauerstoff verabreichen | Theorie | assistiert/gesehen | unter Anleitung durchgeführt | selbständig durchgeführt | eingeübt |
|---|---|---|---|---|---|
| Mit Sauerstoffgeräten/-flaschen laut Medizingeräteverordnung umgehen | X | | | | |
| Sauerstoff mit Nasenbrille verabreichen | X | | | | |
| Sauerstoff mit Maske verabreichen | X | | | | |
| *Sonstige* | | | | | |

| Sekret absaugen | Theorie | assistiert/gesehen | unter Anleitung durchgeführt | selbständig durchgeführt | eingeübt |
|---|---|---|---|---|---|
| Mit Absauggeräten laut Medizingeräteverordnung umgehen | X | | | | |
| Absaugen von Sekret oral, nasal | | | | | |
| Absaugen von Sekret endotracheal | X | | | | |

| Einen alten Menschen mit Tracheostoma pflegen | Theorie | assistiert/gesehen | unter Anleitung durchgeführt | selbständig durchgeführt | eingeübt |
|---|---|---|---|---|---|
| Informationen für die Erstellung einer Pflegeplanung sammeln | | | | | |
| Informations-/Beratungsgespräch bei individuellen Pflegeproblemen führen | | | | | |
| Reinigung und Pflege von Trachealkanülen | X | | | | |
| Wechseln der Trachealkanüle | X | | | | |
| *Sonstige* | | | | | |

| Puls messen, beurteilen und geeignete Maßnahmen ergreifen | Theorie | assistiert/gesehen | unter Anleitung durchgeführt | selbständig durchgeführt | eingeübt |
|---|---|---|---|---|---|
| ***Puls fühlen*** | | | | | |
| an der Arteria radialis | X | | | | |
| an der Arteria carotis | X | | | | |
| an der Arteria dorsalis pedis | X | | | | |
| ***Beurteilung des Pulses nach*** | | | | | |
| Frequenz | X | | | | |
| Rhythmus | X | | | | |
| Qualität | X | | | | |

## Blutdruck messen, beurteilen und geeignete Maßnahmen ergreifen

| | Theorie | assistiert/gesehen | unter Anleitung durchgeführt | selbständig durchgeführt | eingeübt |
|---|---|---|---|---|---|
| ***Blutdruck messen*** | | | | | |
| auskultatorisch | X | | | | |
| palpatorisch | X | | | | |

## Pflege von alten Menschen mit Herzerkrankungen

| | Theorie | assistiert/gesehen | unter Anleitung durchgeführt | selbständig durchgeführt | eingeübt |
|---|---|---|---|---|---|
| Rechtsherzinsuffizienz | | | | | |
| Linksherzinsuffizienz | | | | | |
| Pflege bei koronaren Herzerkrankungen | | | | | |
| Pflege bei Gefäßerkrankungen des venösen Systems | | | | | |
| Pflege bei Gefäßerkrankungen des arteriellen Systems | | | | | |
| Pflege bei orthostatischem Kollaps | | | | | |

## Körpertemperatur beobachten und beurteilen

| | Theorie | assistiert/gesehen | unter Anleitung durchgeführt | selbständig durchgeführt | eingeübt |
|---|---|---|---|---|---|
| ***Temperaturkontrolle durchführen*** | | | | | |
| axillar | X | | | | |
| oral/sublingual | X | | | | |
| rektal | X | | | | |
| im Gehörgang | X | | | | |
| Dokumentation | | | | | |

## Einen alten Menschen mit pathologischen Veränderungen der Körpertemperatur pflegen

| | Theorie | assistiert/gesehen | unter Anleitung durchgeführt | selbständig durchgeführt | eingeübt |
|---|---|---|---|---|---|
| Schüttelfrost | X | | | | |
| Fieber | X | | | | |
| Unterkühlung | X | | | | |

| Physikalische Therapien durchführen | Theorie | assistiert/gesehen | unter Anleitung durchgeführt | selbständig durchgeführt | eingeübt |
|---|---|---|---|---|---|
| ***Kältetherapie*** | | | | | |
| Wadenwickel | X | | | | |
| kalte Waschungen | | | | | |
| ***Wärmetherapie*** | | | | | |
| Wärmflasche | | | | | |
| Wickel und Auflagen | | | | | |
| Einreibungen | | | | | |
| Bäder und Waschungen | | | | | |

| Pathologische Bewusstseinslagen beobachten, beurteilen und geeignete Maßnahmen einleiten | Theorie | assistiert/gesehen | unter Anleitung durchgeführt | selbständig durchgeführt | eingeübt |
|---|---|---|---|---|---|
| Benommenheit | X | | | | |
| Somnolenz | X | | | | |
| Sopor | X | | | | |
| Koma | X | | | | |
| Apallisches Syndrom | | | | | |

# Sich pflegen können

| Pflegegewohnheiten beobachten und dokumentieren | Theorie | assistiert/gesehen | unter Anleitung durchgeführt | selbständig durchgeführt | eingeübt |
|---|---|---|---|---|---|
| Vorlieben/Abneigungen | X | | | | |
| Zeiten | X | | | | |
| Rituale | X | | | | |
| Pflegemittel, Pflegehilfsmittel | X | | | | |
| Vorbereitung des Pflegenden | X | | | | |
| Vorbereitung des alten Menschen | X | | | | |

| Körperpflege durchführen | Theorie | assistiert/gesehen | unter Anleitung durchgeführt | selbständig durchgeführt | eingeübt |
|---|---|---|---|---|---|
| am Waschbecken | X | | | | |
| im Bett | X | | | | |
| Bad oder Teilbad | X | | | | |
| Duschbad | X | | | | |

| Spezielle Pflegemaßnahmen durchführen | Theorie | assistiert/gesehen | unter Anleitung durchgeführt | selbständig durchgeführt | eingeübt |
|---|---|---|---|---|---|
| Nasenpflege | X | | | | |
| Ohrenpflege | X | | | | |
| Augenpflege | X | | | | |
| Augenprothesenpflege | | | | | |
| Mund-/Zahn-/Prothesenpflege | X | | | | |
| Bartpflege/Rasur | X | | | | |
| Haarpflege/Haarwäsche/Frisur richten | X | | | | |
| Fußbad | | | | | |
| Intimpflege Mann | X | | | | |
| Intimpflege Frau | X | | | | |

| Besonderheiten bei der Hautpflege berücksichtigen | Theorie | assistiert/gesehen | unter Anleitung durchgeführt | selbständig durchgeführt | eingeübt |
|---|---|---|---|---|---|
| Vermehrtes Schwitzen | | | | | |
| Verletzte Haut | | | | | |
| Chronisch kranke Haut | | | | | |
| Bestrahlte Hautfelder | X | | | | |
| *Sonstige* | | | | | |

## Essen und trinken können

| Ess- und Trinkgewohnheiten beobachten und dokumentieren | Theorie | assistiert/gesehen | unter Anleitung durchgeführt | selbständig durchgeführt | eingeübt |
|---|---|---|---|---|---|
| Vorlieben/Abneigungen | X | | | | |
| Zeiten | X | | | | |
| Rituale | X | | | | |
| Tisch decken | | | | | |
| Speisen servieren | | | | | |
| Nahrung mundgerecht servieren | X | | | | |
| *Sonstige* Essen eingeben | X | | | | |

| Individuelle Kostformen zusammenstellen und darreichen | Theorie | assistiert/gesehen | unter Anleitung durchgeführt | selbständig durchgeführt | eingeübt |
|---|---|---|---|---|---|
| Normalkost/Vollkost | | | | | |
| Schonkost | | | | | |
| Vegetarische Kost | | | | | |
| Diätkost | | | | | |
| Reduktionskost | | | | | |
| Diät bei Herzerkrankungen | | | | | |
| Diät bei Nierenerkrankungen | | | | | |
| Passierte Kost | | | | | |
| *Sonstige* | | | | | |

| Mahlzeiten gestalten | Theorie | assistiert/gesehen | unter Anleitung durchgeführt | selbständig durchgeführt | eingeübt |
|---|---|---|---|---|---|
| Speisesaal | | | | | |
| Zimmer | | | | | |
| Bett | | | | | |

| Ernährungsmanagement zur Sicherstellung und Förderung der oralen Ernährung | Theorie | assistiert/gesehen | unter Anleitung durchgeführt | selbständig durchgeführt | eingeübt |
|---|---|---|---|---|---|
| Einsatz von Assessmentinstrumenten unter Einbeziehung des Expertenstandards (z. B. NURAS, MNA, MUST) | | | | | |
| Körpergewicht bestimmen (wiegen) | X | | | | |
| Ernährungszustand ermitteln, BMI | X | | | | |
| Ernährungszustand durch Screening ermitteln | | | | | |

| Durchführen von Maßnahmen laut Expertenstandard | Theorie | assistiert/gesehen | unter Anleitung durchgeführt | selbständig durchgeführt | eingeübt |
|---|---|---|---|---|---|
| Beratung von gefährdeten Personen | | | | | |
| Beratung von Angehörigen | | | | | |
| Ernährungspläne erstellen | | | | | |
| Trinkpläne erstellen | X | | | | |
| ***Risikofaktoren beseitigen*** | | | | | |
| Anpassen der Nahrungskonsistenz | X | | | | |
| Anbieten von Nahrungsergänzungsmitteln | | | | | |
| Beachten von angemessener Mund- /Zahnhygiene | X | | | | |

| Spezielle Pflegemaßnahmen durchführen bei ... | Theorie | assistiert/gesehen | unter Anleitung durchgeführt | selbständig durchgeführt | eingeübt |
|---|---|---|---|---|---|
| Kachexie | X | | | | |
| Exsikkose | X | | | | |
| Adipositas | X | | | | |
| Aspiration | X | | | | |
| Erbrechen | X | | | | |
| Schluckstörungen | X | | | | |
| *Sonstige* | | | | | |

| Hilfsmittel einsetzen | Theorie | assistiert/gesehen | unter Anleitung durchgeführt | selbständig durchgeführt | eingeübt |
|---|---|---|---|---|---|
| Tellerranderhöhung | | | | | |
| Antirutschtablett | | | | | |
| Besteck mit Griffverstärker | X | | | | |
| Becher mit Trinkaufsatz | X | | | | |
| *Sonstige* | | | | | |

| Alte Menschen mit Ernährungssonden pflegen | Theorie | assistiert/gesehen | unter Anleitung durchgeführt | selbständig durchgeführt | eingeübt |
|---|---|---|---|---|---|
| Sammeln von Informationen für die Erstellung einer Pflegeplanung | | | | | |
| Informations-/Beratungsgespräch mit Betroffenen und/oder Angehörigen führen | | | | | |
| Legen einer transnasalen Sonde | X | | | | |
| Pflegen einer transnasalen Sonde | X | | | | |
| Pflege einer PEG-Sonde | | | | | |
| Umgang mit Sondenkost | X | | | | |

| Applikation von Sondenkost | Theorie | assistiert/gesehen | unter Anleitung durchgeführt | selbständig durchgeführt | eingeübt |
|---|---|---|---|---|---|
| Schwerkraftüberleitsystem | | | | | |
| Pumpensystem | | | | | |
| Bolusgabe mittels Spritzenzylinder | | | | | |

| Präventions-/ und Therapiemaßnahmen bei ... | Theorie | assistiert/gesehen | unter Anleitung durchgeführt | selbständig durchgeführt | eingeübt |
|---|---|---|---|---|---|
| Unverträglichkeit der Sondenkost | X | | | | |
| Verstopfen der Sonde | X | | | | |
| Aspiration | X | | | | |
| Stoffwechselstörungen | | | | | |
| Reizung/Infektion im Bereich der Eintrittsstelle | X | | | | |
| Schädigung der Mundschleimhaut | X | | | | |
| Hautreizungen im Nasenbereich | X | | | | |
| *Sonstige* | | | | | |

| Einen alten Menschen mit Diabetes mellitus pflegen | Theorie | assistiert/gesehen | unter Anleitung durchgeführt | selbständig durchgeführt | eingeübt |
|---|---|---|---|---|---|
| Informationen für die Erstellung einer Pflegeplanung sammeln | | | | | |
| Informations-/Beratungsgespräch mit Betroffenen und/oder Angehörigen führen | | | | | |
| Insulin verabreichen | X | | | | |
| Blutzucker messen | X | | | | |
| *Individuelle Unterstützung eines Betroffenen in den ABEDL* | | | | | |
| Kommunizieren können | | | | | |
| Sich bewegen können | | | | | |
| Sich pflegen können | | | | | |
| Essen und trinken können | | | | | |
| Ausscheiden können | | | | | |
| Ruhen, schlafen, sich entspannen können | | | | | |
| Sich beschäftigen können | | | | | |
| Die eigene Sexualität leben können | | | | | |
| Für Sicherheit sorgen können | | | | | |
| Beziehungen sichern und gestalten können | | | | | |
| Mit existenziellen Erfahrungen des Lebens umgehen können | | | | | |

| Zeichen der Blutzuckerentgleisung erkennen und geeignete Maßnahmen einleiten | Theorie | assistiert/gesehen | unter Anleitung durchgeführt | selbständig durchgeführt | eingeübt |
|---|---|---|---|---|---|
| Hypoglykämie | X | | | | |
| Hyperglykämie | X | | | | |

## Ausscheiden können

| Toilettengang/Inkontinenzhilfsmittel | Theorie | assistiert/gesehen | unter Anleitung durchgeführt | selbständig durchgeführt | eingeübt |
|---|---|---|---|---|---|
| Begleiten beim Toilettengang | X | | | | |
| Intimpflege | X | | | | |

| Ausscheidungshilfen einsetzen | Theorie | assistiert/gesehen | unter Anleitung durchgeführt | selbständig durchgeführt | eingeübt |
|---|---|---|---|---|---|
| Steckbecken | X | | | | |
| Urinflasche | X | | | | |
| Toilettenstuhl | X | | | | |
| Toilettensitzerhöhung | | | | | |
| *Sonstige* | | | | | |

| Förderung der Harnkontinenz in der Pflege | Theorie | assistiert/gesehen | unter Anleitung durchgeführt | selbständig durchgeführt | eingeübt |
|---|---|---|---|---|---|
| Einsatz von Assessmentinstrumenten unter Einbeziehung des Expertenstandards (Miktionsprotokoll) | X | | | | |
| ***Durchführen von Maßnahmen laut Expertenstandard*** | | | | | |
| Beratung von inkontinenzgefährdeten Personen | X | | | | |
| Beratung von Angehörigen | | | | | |
| Blasentraining | X | | | | |
| Beckenbodentraining | X | | | | |
| Toilettentraining | X | | | | |
| Einsatz von ableitenden Hilfsmitteln | X | | | | |
| Einsatz von aufsaugenden Hilfsmitteln | X | | | | |
| Toilettenstuhl, Urinflasche, Steckbecken | X | | | | |
| *Sonstige* | | | | | |

## Zystitisprophylaxe

| Zystitisprophylaxe | Theorie | assistiert/gesehen | unter Anleitung durchgeführt | selbständig durchgeführt | eingeübt |
|---|---|---|---|---|---|
| Risikofaktoren erkennen und dokumentieren | | | | | |
| Beratung des Betroffenen | | | | | |
| Beratung der Angehörigen | | | | | |
| Intimpflege | | | | | |
| Warme Kleidung benutzen | | | | | |
| Flüssigkeitszufuhr | | | | | |
| Urinstreifen-Schnelltest durchführen | | | | | |
| *Sonstige* | | | | | |

## Obstipationsprophylaxe

| Obstipationsprophylaxe | Theorie | assistiert/gesehen | unter Anleitung durchgeführt | selbständig durchgeführt | eingeübt |
|---|---|---|---|---|---|
| Risikofaktoren erkennen und dokumentieren | X | | | | |
| Beratung des Betroffenen | X | | | | |
| Beratung der Angehörigen | | | | | |
| Ernährung | X | | | | |
| Flüssigkeitszufuhr | X | | | | |
| Bewegung | X | | | | |
| *Sonstige* | | | | | |

## Ausscheidungsbeobachtung

| Ausscheidungsbeobachtung | Theorie | assistiert/gesehen | unter Anleitung durchgeführt | selbständig durchgeführt | eingeübt |
|---|---|---|---|---|---|
| Urin | X | | | | |
| Stuhl | X | | | | |
| Schweiß | | | | | |
| Sputum | X | | | | |
| Erbrechen | X | | | | |

| Einen alten Menschen mit Harninkontinenz pflegen | Theorie | assistiert/gesehen | unter Anleitung durchgeführt | selbständig durchgeführt | eingeübt |
|---|---|---|---|---|---|
| Informationen für die Erstellung einer Pflegeplanung sammeln | X | | | | |
| Informations-/Beratungsgespräch mit Betroffenen und/oder Angehörigen führen | X | | | | |
| ***Individuelle Unterstützung eines Betroffenen in den ABEDL*** | | | | | |
| Kommunizieren können | X | | | | |
| Sich bewegen können | X | | | | |
| Sich pflegen können | X | | | | |
| Essen und trinken können | X | | | | |
| Ausscheiden können | X | | | | |
| Sich kleiden können | X | | | | |
| Ruhen, schlafen, sich entspannen können | X | | | | |
| Für Sicherheit sorgen können | X | | | | |
| Die eigene Sexualität leben können | X | | | | |
| Beziehungen sichern und gestalten können | X | | | | |
| Mit existenziellen Erfahrungen des Lebens umgehen können | X | | | | |
| Hilfsmittel einsetzen | X | | | | |

| Einen alten Menschen mit Stuhlinkontinenz pflegen | Theorie | assistiert/gesehen | unter Anleitung durchgeführt | selbständig durchgeführt | eingeübt |
|---|---|---|---|---|---|
| Informationen für die Erstellung einer Pflegeplanung sammeln | X | | | | |
| Informations-/Beratungsgespräch mit Betroffenen und/oder Angehörigen führen | X | | | | |
| ***Individuelle Unterstützung eines Betroffenen in den ABEDL*** | | | | | |
| Kommunizieren können | X | | | | |
| Sich bewegen können | X | | | | |
| Sich pflegen können | X | | | | |
| Essen und trinken können | X | | | | |
| Ausscheiden können | X | | | | |
| Sich kleiden können | X | | | | |
| Ruhen, schlafen, sich entspannen können | X | | | | |
| Für Sicherheit sorgen können | X | | | | |
| Die eigene Sexualität leben können | X | | | | |
| Beziehungen sichern und gestalten können | X | | | | |
| Mit existenziellen Erfahrungen des Lebens umgehen können | X | | | | |
| Hilfsmittel einsetzen | X | | | | |

| Rektale Abführhilfen verabreichen | Theorie | assistiert/gesehen | unter Anleitung durchgeführt | selbständig durchgeführt | eingeübt |
|---|---|---|---|---|---|
| Suppositorium | X | | | | |
| Mikroklistier | X | | | | |
| Klistier | X | | | | |
| Einlauf | X | | | | |

| Einen alten Menschen mit Diarrhö pflegen | Theorie | assistiert/gesehen | unter Anleitung durchgeführt | selbständig durchgeführt | eingeübt |
|---|---|---|---|---|---|
| Hautschutz | X | | | | |
| Flüssigkeitszufuhr | X | | | | |

| Einen alten Menschen mit Stoma pflegen | Theorie | assistiert/gesehen | unter Anleitung durchgeführt | selbständig durchgeführt | eingeübt |
|---|---|---|---|---|---|
| Informationen für die Erstellung einer Pflegeplanung sammeln | | | | | |
| Informations-/Beratungsgespräch mit Betroffenen und/oder Angehörigen führen | | | | | |
| ***Individuelle Unterstützung eines Betroffenen in den ABEDL*** | | | | | |
| Kommunizieren können | X | | | | |
| Sich bewegen können | X | | | | |
| Sich pflegen können | X | | | | |
| Essen und trinken können | X | | | | |
| Ausscheiden können | X | | | | |
| Sich kleiden können | X | | | | |
| Ruhen, schlafen, sich entspannen können | X | | | | |
| Für Sicherheit sorgen können | X | | | | |
| Die eigene Sexualität leben können | | | | | |
| Beziehungen sichern und gestalten können | | | | | |
| Mit existenziellen Erfahrungen des Lebens umgehen können | | | | | |
| Hilfsmittel einsetzen | | | | | |
| ***Versorgung verschiedener Stomaanlagen*** | | | | | |
| Ileostoma versorgen | X | | | | |
| Kolostoma versorgen | X | | | | |
| Urostoma versorgen | ∅ | | | | |
| Versorgung mit einteiligem System durchführen | X | | | | |
| Versorgung mit zweiteiligem System durchführen | X | | | | |
| Darmirrigation durchführen | ∅ | | | | |
| Versorgung bei Komplikationen durchführen | X | | | | |

| Einen alten Menschen mit Blasenkatheter pflegen | Theorie | assistiert/gesehen | unter Anleitung durchgeführt | selbständig durchgeführt | eingeübt |
|---|---|---|---|---|---|
| Einmalkatheterisierung beim Mann durchführen | | | | | |
| Einmalkatheterisierung bei der Frau durchführen | | | | | |
| Transurethralen Dauerkatheter beim Mann legen | | | | | |
| Transurethralen Dauerkatheter bei der Frau legen | | | | | |
| Katheterpflege bei transuretralem Dauerkatheter | | | | | |
| Katheterpflege bei suprapubischem Blasenkatheter | | | | | |

## Sich kleiden können

| Kleidungsgewohnheiten beobachten und dokumentieren | Theorie | assistiert/gesehen | unter Anleitung durchgeführt | selbständig durchgeführt | eingeübt |
|---|---|---|---|---|---|
| Vorlieben/Abneigungen | X | | | | |
| Rituale | X | | | | |

| Unterstützen beim Kleiden | Theorie | assistiert/gesehen | unter Anleitung durchgeführt | selbständig durchgeführt | eingeübt |
|---|---|---|---|---|---|
| Bei der Wahl der Kleidung unterstützen | X | | | | |
| Beim An- bzw. Auskleiden Hilfestellung geben | X | | | | |
| Kleiden und Auskleiden komplett übernehmen | X | | | | |
| ***Hilfsmittel einsetzen*** | | | | | |
| Knopfhilfen | | | | | |
| Strumpfanzieher | | | | | |
| *Sonstige* | | | | | |

| Accessoires einsetzen | Theorie | assistiert/gesehen | unter Anleitung durchgeführt | selbständig durchgeführt | eingeübt |
|---|---|---|---|---|---|
| Schmuck | X | | | | |
| Kosmetika | X | | | | |
| Frisur | X | | | | |
| Parfum/Aftershave | X | | | | |
| *Sonstige* | | | | | |

# Ruhen, schlafen, sich entspannen können

| Ruhe- und Schlafgewohnheiten beobachten, dokumentieren und geeignete Maßnahmen ableiten | Theorie | assistiert/gesehen | unter Anleitung durchgeführt | selbständig durchgeführt | eingeübt |
|---|---|---|---|---|---|
| Vorlieben/Abneigungen | X | | | | |
| Rituale | X | | | | |
| Vorbereitung zur Nachtruhe | X | | | | |

| Schlafstörungen beobachten, beurteilen und geeignete Maßnahmen ableiten | Theorie | assistiert/gesehen | unter Anleitung durchgeführt | selbständig durchgeführt | eingeübt |
|---|---|---|---|---|---|
| Erhöhtes Ruhe- und Schlafbedürfnis (z. B. körperliche Schwäche, Erkrankungen) | X | | | | |
| Vermindertes Ruhe- und Schlafbedürfnis (z. B. innere Unruhe) | X | | | | |
| Einen alten Menschen mit Einschlafstörung unterstützen | X | | | | |
| Einen alten Menschen mit Durchschlafstörung unterstützen | X | | | | |
| Einen alten Menschen mit verändertem Schlaf- und Wachrhythmus (z. B. bei Verwirrtheit) unterstützen | X | | | | |

| Ein Bett nach individuellem Bedarf richten | Theorie | assistiert/gesehen | unter Anleitung durchgeführt | selbständig durchgeführt | eingeübt |
|---|---|---|---|---|---|
| Leeres Bett beziehen | X | | | | |
| Bett mit Bewohner beziehen | X | | | | |
| Mit Sicherheitsseitenteilen bei Pflegebetten umgehen | X | | | | |

## Seine eigene Sexualität leben können

| Bei der Rollenerhaltung als Mann oder Frau im Alter unterstützen | Theorie | assistiert/gesehen | unter Anleitung durchgeführt | selbständig durchgeführt | eingeübt |
|---|---|---|---|---|---|
| Äußere Merkmale (z. B. Kleidung) | X | | | | |
| Soziale Merkmale (z. B. Aktivitäten) | X | | | | |
| Pflegerische Merkmale (z. B. Schutz von Intimität) | X | | | | |
| *Sonstige* | | | | | |

## Soziale Kontakte und Beziehungen sichern und gestalten können

| Schaffen von Räumen und Möglichkeiten zum Erleben von ... | Theorie | assistiert/gesehen | unter Anleitung durchgeführt | selbständig durchgeführt | eingeübt |
|---|---|---|---|---|---|
| Freundschaft | | | | | |
| Intimität | | | | | |
| Alleinsein | | | | | |
| Geselligkeit | | | | | |
| *Sonstige* | | | | | |

## Für eine sichere und fördernde Umgebung sorgen können

| Personalhygiene | Theorie | assistiert/gesehen | unter Anleitung durchgeführt | selbständig durchgeführt | eingeübt |
|---|---|---|---|---|---|
| Arbeitskleidung benutzen | X | | | | |
| Schutzhandschuhe benutzen | X | | | | |
| Hygienerichtlinie in der Pflege berücksichtigen | X | | | | |
| *Sonstige* | | | | | |

| Händehygiene | Theorie | assistiert/gesehen | unter Anleitung durchgeführt | selbständig durchgeführt | eingeübt |
|---|---|---|---|---|---|
| Hände waschen | X | | | | |
| Hände desinfizieren | X | | | | |
| Hautschutz | X | | | | |

| Hygienemaßnahmen | Theorie | assistiert/gesehen | unter Anleitung durchgeführt | selbständig durchgeführt | eingeübt |
|---|---|---|---|---|---|
| Unsterile Einmalhandschuhe benutzen | X | | | | |
| Sterile Einmalhandschuhe benutzen | | | | | |
| Lösungen zur Desinfektion herstellen/einsetzen | | | | | |
| Instrumente desinfizieren | X | | | | |
| Flächen desinfizieren | X | | | | |
| Sterilisationsverfahren einsetzen | X | | | | |
| Umgang mit Sterilgut | X | | | | |
| Sterilgut lagern | X | | | | |
| Desinfektionsplan kennenlernen und einhalten | | | | | |
| *Sonstige* | | | | | |

| Textil- und Küchenhygiene | | | | | |
|---|---|---|---|---|---|
| Umgang mit Wäsche | | | | | |
| Umgang mit Kleidung | | | | | |
| Umgang mit Lebensmitteln | | | | | |
| *Sonstige* | | | | | |

| Hygienische Schutzmaßnahmen im Umgang mit multiresistenten Keimen | | | | | |
|---|---|---|---|---|---|
| Pflege eines Betroffenen | | | | | |
| Sanierung eines Betroffenen | | | | | |
| Beratung eines Betroffenen | | | | | |
| Beratung von Angehörigen | | | | | |
| Umgang mit Kleidung, Abfall, Räumlichkeiten | | | | | |
| *Sonstige* | | | | | |

| Pflegerische Maßnahmen bei Infektionskrankheiten | Theorie | assistiert/gesehen | unter Anleitung durchgeführt | selbständig durchgeführt | eingeübt |
|---|---|---|---|---|---|
| Influenza | | | | | |
| Pulmonale TBC | | | | | |
| Hepatitis | | | | | |
| HIV | | | | | |
| Gastrointestinale Virusinfektion | | | | | |
| Salmonelleninfektion | | | | | |
| Harnwegsinfektion | | | | | |
| Krätze | | | | | |
| Pilzinfektion | | | | | |
| *Sonstige* | | | | | |

| Mit Medikamenten unter Anleitung umgehen | | | | | |
|---|---|---|---|---|---|
| Aufbewahrung von Medikamenten | | | | | |
| Bestandsüberwachung | | | | | |
| Tabletten stellen | | | | | |
| Tabletten verabreichen | | | | | |
| Tropfen stellen | | | | | |
| Tropfen verabreichen | | | | | |
| Suppositorien vorbereiten | | | | | |
| Suppositorien verabreichen | | | | | |
| Salben verabreichen | | | | | |
| Augentropfen/-salbe verabreichen | X | | | | |
| Nasentropfen/-salbe verabreichen | | | | | |
| Dosieraerosole verabreichen | | | | | |
| Schmerzpflaster verabreichen | | | | | |
| Bedarfsmedikation entsprechend der Verordnung feststellen und verabreichen | | | | | |

| Phasengerechte Wundversorgung einer aseptischen Wunde durchführen | Theorie | assistiert/gesehen | unter Anleitung durchgeführt | selbständig durchgeführt | eingeübt |
|---|---|---|---|---|---|
| Wunddokumentation anlegen | | | | | |
| OP-Wunde | | | | | |
| Schnittwunde | | | | | |

| Potenziell kontaminierte Wunden versorgen | Theorie | assistiert/gesehen | unter Anleitung durchgeführt | selbständig durchgeführt | eingeübt |
|---|---|---|---|---|---|
| Wunddokumentation anlegen | | | | | |
| PEG | | | | | |
| Suprapubischer Katheter | | | | | |
| Tracheostomie | X | | | | |
| Venöse Zugänge | X | | | | |
| *Sonstige* | | | | | |

| Phasengerechte Wundversorgung einer septischen Wunde durchführen | Theorie | assistiert/gesehen | unter Anleitung durchgeführt | selbständig durchgeführt | eingeübt |
|---|---|---|---|---|---|
| ***Reinigungsphase*** | | | | | |
| Wunddokumentation anlegen | | | | | |
| Wundversorgung durchführen | | | | | |
| *Sonstige* | | | | | |
| ***Granulationsphase*** | | | | | |
| Wunddokumentation anlegen | | | | | |
| Wundversorgung durchführen | | | | | |
| *Sonstige* | | | | | |
| ***Epithelisierungsphase*** | | | | | |
| Wunddokumentation anlegen | | | | | |
| Wundversorgung durchführen | | | | | |
| *Sonstige* | | | | | |

| Subkutane (s. c.) Injektionen | Theorie | assistiert/gesehen | unter Anleitung durchgeführt | selbständig durchgeführt | eingeübt |
|---|---|---|---|---|---|
| Subkutane Injektion vorbereiten | X | | | | |
| Subkutane Injektion im 45°-Winkel durchführen | X | | | | |
| Subkutane Injektion im 90°-Winkel durchführen | X | | | | |
| Heparin verabreichen | X | | | | |
| Insulin mit Spritze verabreichen | X | | | | |
| Insulin mit Pen verabreichen | X | | | | |
| Analgetika verabreichen | | | | | |

| Intramuskuläre (i. m.) Injektionen | | | | | |
|---|---|---|---|---|---|
| Intramuskuläre Injektion vorbereiten | | | | | |
| Intramuskuläre Injektion nach Hochstätter/ Sachtleben durchführen | | | | | |

| Intravenöse (i. v.) Injektionen | | | | | |
|---|---|---|---|---|---|
| Intravenöse Injektionen vorbereiten | ✓ | | | | |

| Subkutane Infusionen | | | | | |
|---|---|---|---|---|---|
| Subkutane Infusion vorbereiten | ✓ | | | | |
| Subkutane Infusion durchführen | ✓ | | | | |
| Subkutane Infusion überwachen | ✓ | | | | |

| Intravenöse Infusionen | | | | | |
|---|---|---|---|---|---|
| Intravenöse Infusion vorbereiten | ✓ | | | | |
| Intravenöse Infusion überwachen | ✓ | | | | |

| Zentralvenöse Zugänge | | | | | |
|---|---|---|---|---|---|
| Portkatheter versorgen | | | | | |
| Portinfusion überwachen | | | | | |
| Zentralvenenkatheter versorgen | | | | | |
| Zentralvenenkatheter überwachen | | | | | |

| Handeln in Notfällen/Erste Hilfe | Theorie | assistiert/gesehen | unter Anleitung durchgeführt | selbständig durchgeführt | eingeübt |
|---|---|---|---|---|---|
| Stürze | X | | | | |
| Akute Atemnot | X | | | | |
| Herz-/Kreislauf-Notfälle | X | | | | |
| Diabetische Stoffwechselentgleisungen | X | | | | |
| Zerebrale Krampfanfälle | X | | | | |
| Suizidgefährdung | X | | | | |
| Vergiftungen | | | | | |
| Blutungen | | | | | |
| Hyperventilation | X | | | | |
| Verbrennungen/Verbrühungen | | | | | |

# Mit existenziellen Erfahrungen des Lebens umgehen können

| Unterstützung alter Menschen in besonderen Lebenssituationen | Theorie | assistiert/gesehen | unter Anleitung durchgeführt | selbständig durchgeführt | eingeübt |
|---|---|---|---|---|---|
| Einzug in ein Pflegeheim | X | | | | |
| Lebensbedrohliche Krankheiten | | | | | |
| Verluste | X | | | | |
| Trauer | X | | | | |
| *Sonstige* | | | | | |

| Alte Menschen beim Sterbeprozess begleiten und pflegen | Theorie | assistiert/gesehen | unter Anleitung durchgeführt | selbständig durchgeführt | eingeübt |
|---|---|---|---|---|---|
| Informationen für die Erstellung einer Pflegeplanung sammeln | | | | | |
| Informations-/Beratungsgespräch mit Betroffenen und/oder Angehörigen führen | | | | | |

| Individuelle Unterstützung eines Betroffenen in den ABEDL | Theorie | assistiert/gesehen | unter Anleitung durchgeführt | selbständig durchgeführt | eingeübt |
|---|---|---|---|---|---|
| Kommunizieren können | | | | | |
| Sich bewegen können | | | | | |
| Vitale Funktionen des Lebens aufrechterhalten können | | | | | |
| Sich pflegen können | | | | | |
| Essen und trinken können | | | | | |
| Ausscheiden können | | | | | |
| Sich kleiden können | | | | | |
| Ruhen, schlafen, sich entspannen können | | | | | |
| Sich beschäftigen können | | | | | |
| Seine eigene Sexualität leben können | | | | | |
| Beziehungen sichern und gestalten können | | | | | |
| Für eine sichere und fördernde Umgebung sorgen | | | | | |
| Mit existenziellen Erfahrungen des Lebens umgehen können | | | | | |

| Gestaltung des Wohnumfelds/Milieus | Theorie | assistiert/gesehen | unter Anleitung durchgeführt | selbständig durchgeführt | eingeübt |
|---|---|---|---|---|---|
| Individuelle Gestaltung des Wohnraumes für Betroffene | | | | | |
| Gestalten von Beziehungspflege mit Betroffenen | | | | | |

| Palliative Betreuung durchführen | Theorie | assistiert/gesehen | unter Anleitung durchgeführt | selbständig durchgeführt | eingeübt |
|---|---|---|---|---|---|
| Unterstützung bei Angstzuständen | | | | | |
| Einsetzen Basaler Stimulation | | | | | |
| Umgang mit religiösen Wünschen | | | | | |
| Schmerzlindernde Maßnahmen | | | | | |
| Einbeziehen von Hospizdiensten | | | | | |

| Versorgung Verstorbener | Theorie | assistiert/gesehen | unter Anleitung durchgeführt | selbständig durchgeführt | eingeübt |
|---|---|---|---|---|---|
| Pflegerische Versorgung | X | | | | |
| Gestaltung des Umfelds zum Abschiednehmen | X | | | | |
| Information/Beistand für Angehörige | X | | | | |
| Kooperation mit Bestattungsinstituten | X | | | | |
| Kooperation mit Ämtern | | | | | |

| Trauer und Abschied | Theorie | assistiert/gesehen | unter Anleitung durchgeführt | selbständig durchgeführt | eingeübt |
|---|---|---|---|---|---|
| Teilnahme an Trauerfeiern | | | | | |
| Gestaltung von Trauerritualen mit Angehörigen | | | | | |
| Gestaltung von Trauerritualen mit Bewohnern | | | | | |
| Verarbeitung von Trauer im Team | | | | | |

## Spezielle Pflege

| Alte Menschen nach Apoplexie pflegen | Theorie | assistiert/gesehen | unter Anleitung durchgeführt | selbständig durchgeführt | eingeübt |
|---|---|---|---|---|---|
| Informationen für die Erstellung einer Pflegeplanung sammeln | | | | | |
| Informations-/Beratungsgespräch mit Betroffenen und/ oder Angehörigen führen | | | | | |
| ***Individuelle Unterstützung eines Betroffenen in den ABEDL*** | | | | | |
| Kommunizieren können | | | | | |
| Sich bewegen können | | | | | |
| Vitale Funktionen des Lebens aufrechterhalten können | | | | | |
| Sich pflegen können | | | | | |
| Essen und trinken können | | | | | |
| Ausscheiden können | | | | | |
| Sich kleiden können | | | | | |
| Ruhen, schlafen, sich entspannen können | | | | | |
| Sich beschäftigen können | | | | | |
| Seine eigene Sexualität leben können | | | | | |
| Für Sicherheit sorgen können | | | | | |
| Beziehungen sichern und gestalten können | | | | | |
| Mit existenziellen Erfahrungen des Lebens umgehen können | | | | | |
| ***Pflegerische Versorgung von Menschen mit ...*** | | | | | |
| Störungen der Sensibilität | | | | | |
| Störungen der Aufmerksamkeit | | | | | |
| Störungen der Motorik und Sensorik | | | | | |
| Aphasie | | | | | |
| Apraxie | | | | | |
| Neglect | | | | | |
| Hemiplegie | | | | | |
| Schluckstörungen | | | | | |

| Therapiekonzepte anwenden | Theorie | assistiert/gesehen | unter Anleitung durchgeführt | selbstständig durchgeführt | eingeübt |
|---|---|---|---|---|---|
| Bobathkonzept | | | | | |
| Basale Stimulation | | | | | |
| Ergotherapie | | | | | |
| Logopädie | | | | | |

## Alte Menschen mit Depressionen pflegen

| | | | | | |
|---|---|---|---|---|---|
| Informationen für Erstellung einer Pflegeplanung sammeln | | | | | |
| Informations-/Beratungsgespräch mit Betroffenen und/ oder Angehörigen führen | | | | | |
| ***Individuelle Unterstützung eines Betroffenen in den ABEDL*** | | | | | |
| Kommunizieren können | | | | | |
| Sich bewegen können | | | | | |
| Vitale Funktionen des Lebens aufrechterhalten können | | | | | |
| Sich pflegen können | | | | | |
| Essen und trinken können | | | | | |
| Ausscheiden können | | | | | |
| Sich kleiden können | | | | | |
| Ruhen, schlafen, sich entspannen können | | | | | |
| Sich beschäftigen können | | | | | |
| Seine eigene Sexualität leben können | | | | | |
| Für Sicherheit sorgen können | | | | | |
| Beziehungen sichern und gestalten können | | | | | |
| Mit existenziellen Erfahrungen des Lebens umgehen können | | | | | |
| ***Therapiekonzepte anwenden*** | | | | | |
| Psychotherapie unterstützen | | | | | |
| Körperorientierte Therapie unterstützen | | | | | |
| Medikamentöse Therapie unterstützen | | | | | |
| Soziotherapie unterstützen | | | | | |
| Verhaltenstherapie unterstützen | | | | | |
| *Sonstige* | | | | | |

| Alte Menschen mit Demenz/Verwirrtheitszuständen pflegen | Theorie | assistiert/gesehen | unter Anleitung durchgeführt | selbständig durchgeführt | eingeübt |
|---|---|---|---|---|---|
| Informationen für die Erstellung einer Pflegeplanung sammeln | | | | | |
| Informations-/Beratungsgespräch mit Betroffenen und/oder Angehörigen führen | | | | | |
| ***Individuelle Unterstützung eines Betroffenen in den ABEDL*** | | | | | |
| Kommunizieren können | | | | | |
| Sich bewegen können | | | | | |
| Sich pflegen können | | | | | |
| Essen und trinken können | | | | | |
| Ausscheiden können | | | | | |
| Sich kleiden können | | | | | |
| Ruhen, schlafen, sich entspannen können | | | | | |
| Sich beschäftigen können | | | | | |
| Seine eigene Sexualität leben können | | | | | |
| Beziehungen sichern und gestalten können | | | | | |
| Mit existenziellen Erfahrungen des Lebens umgehen können | | | | | |
| ***Gestaltung des Wohn- und Lebensumfelds/Milieus*** | | | | | |
| Individuelle Gestaltung des Wohnraumes für Betroffene | | | | | |
| Einsatz von Orientierungshilfen: räumlich, situativ, personell, jahreszeitlich | | | | | |
| Gestalten von Beziehungspflegen mit Betroffenen | | | | | |
| Tagesstrukturierende Maßnahmen/Gruppenaktivitäten begleiten und gestalten | | | | | |

| Durchführen von Betreuungs- und Therapiekonzepten | Theorie | assistiert/gesehen | unter Anleitung durchgeführt | selbständig durchgeführt | eingeübt |
|---|---|---|---|---|---|
| Ganzheitliches Gedächtnistraining | | | | | |
| Integrative Validation nach Richards | | | | | |
| Validation nach Feil | | | | | |
| Zehn-Minuten-Aktivierung | | | | | |
| Reminiszenz-Therapie (REM) | | | | | |
| Dementia Care Mapping (DCM) | | | | | |
| 24-Stunden-Realitäts-Orientierungs-Training (ROT) | | | | | |
| Mäeutisches Pflegekonzept | | | | | |
| Musiktherapeutische Ansätze | | | | | |
| Tiergestützte Therapie | | | | | |
| Bewegungstherapeutische Ansätze | | | | | |
| Ergotherapeutische Ansätze | | | | | |
| Humortherapie | | | | | |
| Basale Stimulation | | | | | |
| Angehörigenarbeit mitgestalten | | | | | |
| *Sonstige* | | | | | |

| Alte Menschen mit Diabetes mellitus pflegen | Theorie | assistiert/gesehen | unter Anleitung durchgeführt | selbständig durchgeführt | eingeübt |
|---|---|---|---|---|---|
| Informationen für die Erstellung einer Pflegeplanung sammeln | | | | | |
| Informations-/Beratungsgespräch mit Betroffenen und/ oder Angehörigen führen | | | | | |
| ***Individuelle Unterstützung eines Betroffenen in den ABEDL*** | | | | | |
| Kommunizieren können | | | | | |
| Sich bewegen können | | | | | |
| Vitale Funktionen des Lebens aufrechterhalten können | | | | | |
| Sich pflegen können | | | | | |
| Essen und trinken können | | | | | |
| Ausscheiden können | | | | | |
| Sich kleiden können | | | | | |
| Ruhen, schlafen, sich entspannen können | | | | | |
| Sich beschäftigen können | | | | | |
| Seine eigene Sexualität leben können | | | | | |
| Für Sicherheit sorgen können | | | | | |
| Beziehungen sichern und gestalten können | | | | | |
| Mit existenziellen Erfahrungen des Lebens umgehen können | | | | | |
| ***Pflegerische Maßnahmen*** | | | | | |
| Maßnahmen bei Hypoglykämie | | | | | |
| Maßnahmen bei Hyperglykämie | | | | | |
| ***Vermeiden von Spätfolgen*** | | | | | |
| Prävention diabetischer Fuß | | | | | |
| Die Nieren betreffend | | | | | |
| Die Augen betreffend | | | | | |
| Die Haut betreffend | | | | | |
| Die Nerven betreffend | | | | | |
| Veranlassen ärztlicher Konsultationen | | | | | |

| | Theorie | assistiert/gesehen | unter Anleitung durchgeführt | selbständig durchgeführt | eingeübt |
|---|---|---|---|---|---|
| ***Therapiekonzepte anwenden*** | | | | | |
| Ernährungsberatung | | | | | |
| Medikamentöse Therapie | | | | | |
| Insulintherapie | | | | | |
| Bewegungstherapie | | | | | |

| **Alte Menschen mit Multipler Sklerose pflegen** | | | | | |
|---|---|---|---|---|---|
| Informationen für die Erstellung einer Pflegeplanung sammeln | | | | | |
| Informations-/Beratungsgespräch mit Betroffenen und/ oder Angehörigen führen | | | | | |
| ***Individuelle Unterstützung eines Betroffenen in den ABEDL*** | | | | | |
| Kommunizieren können | | | | | |
| Sich bewegen können | | | | | |
| Vitale Funktionen des Lebens aufrechterhalten können | | | | | |
| Sich pflegen können | | | | | |
| Essen und trinken können | | | | | |
| Ausscheiden können | | | | | |
| Sich kleiden können | | | | | |
| Ruhen, schlafen, sich entspannen können | | | | | |
| Sich beschäftigen können | | | | | |
| Seine eigene Sexualität leben können | | | | | |
| Für Sicherheit sorgen können | | | | | |
| Beziehungen sichern und gestalten können | | | | | |
| Mit existenziellen Erfahrungen des Lebens umgehen können | | | | | |
| ***Therapiekonzepte anwenden*** | | | | | |
| Selbsthilfegruppen vermitteln | | | | | |
| Stehtraining | | | | | |
| Spastikkonzepte | | | | | |
| Entspannungstechniken | | | | | |
| Medikamentöse Therapie | | | | | |
| *Sonstige* | | | | | |

| Alte Menschen mit Morbus Parkinson pflegen | Theorie | assistiert/gesehen | unter Anleitung durchgeführt | selbständig durchgeführt | eingeübt |
|---|---|---|---|---|---|
| Informationen für die Erstellung einer Pflegeplanung sammeln | | | | | |
| Informations-/Beratungsgespräch mit Betroffenen und/oder Angehörigen führen | | | | | |
| ***Individuelle Unterstützung eines Betroffenen in den ABEDL*** | | | | | |
| Kommunizieren können | | | | | |
| Sich bewegen können | | | | | |
| Vitale Funktionen des Lebens aufrechterhalten können | | | | | |
| Sich pflegen können | | | | | |
| Essen und trinken können | | | | | |
| Ausscheiden können | | | | | |
| Sich kleiden können | | | | | |
| Ruhen, schlafen, sich entspannen können | | | | | |
| Sich beschäftigen können | | | | | |
| Seine eigene Sexualität leben können | | | | | |
| Für Sicherheit sorgen können | | | | | |
| Beziehungen sichern und gestalten können | | | | | |
| Mit existenziellen Erfahrungen des Lebens umgehen können | | | | | |
| ***Therapiekonzepte anwenden*** | | | | | |
| Physiotherapie | | | | | |
| Ergotherapie | | | | | |
| Medikamentöse Therapie unterstützen | | | | | |
| *Sonstige* | | | | | |

| Alte Menschen mit akuten/chronischen Schmerzen pflegen | Theorie | assistiert/gesehen | unter Anleitung durchgeführt | selbständig durchgeführt | eingeübt |
|---|---|---|---|---|---|
| ***Einsatz von Assessmentinstrumenten unter Einbeziehung des Expertenstandards*** | | | | | |
| Schmerzsituationsanalyse nach McCaffery | | | | | |
| BESD bei Demenz | | | | | |
| Visuelle Analogskala VAS | | | | | |
| Nummerische Analogskala NAS | | | | | |
| *Sonstige* | | | | | |
| ***Durchführen von Maßnahmen laut Expertenstandard*** | | | | | |
| Beratung von schmerzgefährdeten Personen | | | | | |
| Beratung von Angehörigen | | | | | |
| Schmerztagebuch führen | | | | | |
| ***Medikamentengabe*** | | | | | |
| Transdermal | | | | | |
| Sublingual | | | | | |
| Parenteral | | | | | |
| ***Nichtmedikamentöse Therapie*** | | | | | |
| Kunst- und Maltherapie unterstützen | | | | | |
| Psychotherapie unterstützen | | | | | |
| Physiotherapie unterstützen | | | | | |
| Aromatherapie anwenden | | | | | |
| *Sonstige* | | | | | |

# 2 Unterstützung alter Menschen bei der Lebensgestaltung

## 2.2 Alte Menschen bei der Wohnraum- und Wohnumfeldgestaltung unterstützen

## 2.3 Alte Menschen bei der Tagesgestaltung und bei selbst organisierten Aktivitäten unterstützen

Die Autonomie alter Menschen zu wahren und zu fördern sowie ihre Fähigkeiten und Möglichkeiten zu erhalten sind zentrale Aufgaben des Altenpflegeberufs.

Pflegerische Aufgabe ist es, die alten Menschen darin zu unterstützen, ihre Gewohnheiten und Lebenswelten so weit als möglich zu erhalten und zu bewahren. Dazu gehören die Gestaltung von Lebensumgebungen und Bedingungen des Alltags sowie die Unterstützung bei der Tagesgestaltung und bei anderen Aktivitäten des Alltags.

Es gibt eine Vielfalt unterschiedlicher Konzepte für die Gestaltung von Tagesstruktur und die Förderung sozialer und kommunikativer Aktivitäten. Den meisten dieser Konzepte liegt Biografiearbeit zugrunde und die Auffassung, dass die Kontinuität der Lebenswelten der alten Menschen Maßstab der professionellen Bemühungen sein muss.

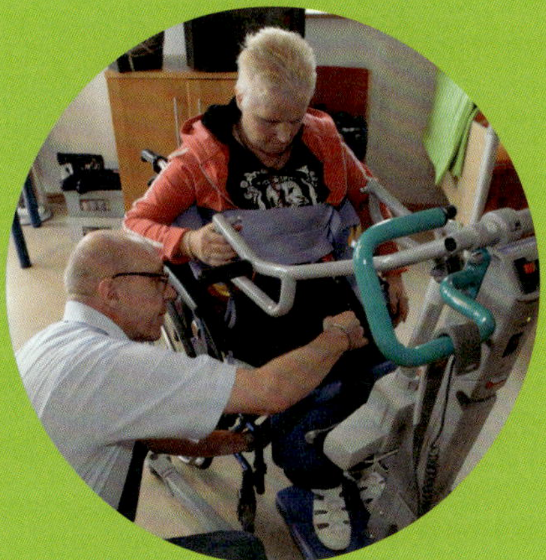

| Informationen zur Gestaltung des Pflege- und Lebensumfelds zuhause | Theorie | assistiert/gesehen | unter Anleitung durchgeführt | selbständig durchgeführt | eingeübt |
|---|---|---|---|---|---|
| Wohnraumberatung | | | | | |
| Pflegezimmer | | | | | |
| Pflegebett | | | | | |
| Treppenlifter | | | | | |
| Toilettensitzerhöhung | | | | | |
| Handläufe | | | | | |
| *Sonstige* | | | | | |

| Gestalten des Pflege- und Lebensumfelds in der stationären Pflege | Theorie | assistiert/gesehen | unter Anleitung durchgeführt | selbständig durchgeführt | eingeübt |
|---|---|---|---|---|---|
| Individuelle Wünsche berücksichtigen | X | | | | |
| Schaffen von Privatsphäre im Doppelzimmer | X | | | | |
| Sicherheitssysteme im Zimmer, z. B. Rufanlage | X | | | | |
| *Sonstige* | | | | | |

| Tagesstrukturierende Angebote gestalten | Theorie | assistiert/gesehen | unter Anleitung durchgeführt | selbständig durchgeführt | eingeübt |
|---|---|---|---|---|---|
| Frühstücksgruppe | | | | | |
| Zeitungsgruppe | | | | | |
| Gehirnjogging | | | | | |
| Seniorentanz | | | | | |
| Früh-, Dämmerschoppen | | | | | |
| Gottesdienste | | | | | |
| Ausflüge | | | | | |
| Feste und Feiern | | | | | |
| Film- und Diavorführungen | | | | | |
| Karten- und Gesellschaftsspiele | | | | | |
| Handarbeiten/Gestalten | | | | | |
| Musizieren und Singen | | | | | |
| Kochen/Backen | | | | | |

| Tagesstrukturierende Angebote gestalten | Theorie | assistiert/gesehen | unter Anleitung durchgeführt | selbständig durchgeführt | eingeübt |
|---|---|---|---|---|---|
| Handwerken | | | | | |
| Gartenarbeit | | | | | |
| Ergotherapeutische Angebote | | | | | |
| Erinnerungsarbeit | | | | | |
| *Sonstige* Biografiebezogen | | | | | |

| Kurzaktivierung von bettlägerigen Bewohnern | Theorie | assistiert/gesehen | unter Anleitung durchgeführt | selbständig durchgeführt | eingeübt |
|---|---|---|---|---|---|
| Zeitung vorlesen | | | | | |
| Gespräche führen | | | | | |
| Bewegungsübungen durchführen | X | | | | |
| Übungen zur Körperwahrnehmung | X | | | | |
| Erinnerungspflege | | | | | |
| Gedächtnisspiele | | | | | |
| Konzentrationsspiele | | | | | |
| *Sonstige* | | | | | |

| Beschäftigungsgewohnheiten beobachten und dokumentieren | Theorie | assistiert/gesehen | unter Anleitung durchgeführt | selbständig durchgeführt | eingeübt |
|---|---|---|---|---|---|
| Vorlieben/Abneigungen | | | | | |
| Rituale | | | | | |

# 3 Rechtliche und institutionelle Rahmenbedingungen

## 3.1 Institutionelle und rechtliche Rahmenbedingungen beim altenpflegerischen Handeln berücksichtigen

## 3.2 An qualitätssichernden Maßnahmen in der Altenpflege mitwirken

Die Pflege und Betreuung alter Menschen erfordert die Koordination unterschiedlicher Arbeitsfelder und Professionen. Verschiedene Dienstleistungen müssen vernetzt werden. Dabei kommt der multiprofessionellen Kooperation und den Kommunikationswegen besondere Bedeutung zu.

Qualitätssichernde Maßnahmen und Verfahren zur Messung von Qualität in der institutionellen Altenpflege gewinnen immer mehr an Bedeutung und werden zunehmend zu einem wichtigen Teil der täglichen Facharbeit.

Die Qualität der Pflege spiegelt sich zu einem großen Teil in der Zufriedenheit der alten Menschen, aber auch in der Zufriedenheit der Angehörigen und Mitarbeiter wider.

Das Qualitätsmanagement als ständiger Prozess der Verbesserung betrifft alle Bereiche einer Pflegeeinrichtung. Das kann von Einrichtung zu Einrichtung variieren.

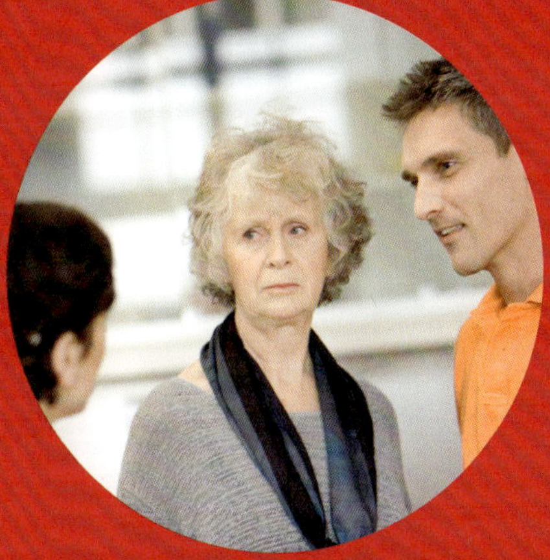

| Administrative Aufgabenbereiche | Theorie | assistiert/gesehen | unter Anleitung durchgeführt | selbständig durchgeführt | eingeübt |
|---|---|---|---|---|---|
| An Dienstübergaben teilnehmen/Dienstübergaben gestalten | | | | | |
| Mitwirken an der Dienstplangestaltung | | | | | |
| Mitwirken bei der Einrichtung von Betreuungen | | | | | |
| Mit Patientenverfügungen umgehen können | | | | | |
| Einstufungen/Überprüfungen durch den MDK unterstützen | | | | | |
| Berücksichtigen des Delegationsverfahren bei der Behandlungspflege | | | | | |
| Umgang mit freiheitsentziehenden Maßnahmen | X | | | | |
| *Sonstige* | | | | | |

| Teamarbeit und Zusammenarbeit mit anderen Berufsgruppen | | | | | |
|---|---|---|---|---|---|
| Haushaltshilfen | | | | | |
| Ärzte | | | | | |
| Apotheken | | | | | |
| Wundtherapeuten | | | | | |
| Stomatherapeuten | | | | | |
| Seelsorger | | | | | |
| Selbsthilfegruppen | | | | | |
| Sozialdienst/Beratungsstelle | | | | | |
| Psychologischer Dienst | | | | | |
| Physiotherapie | | | | | |
| Ergotherapie | | | | | |
| Selbsthilfegruppen | | | | | |
| Verwaltung | | | | | |
| Küche | | | | | |
| *Sonstige* | | | | | |

# 4 Altenpflege als Beruf

## 4.4 Die eigene Gesundheit erhalten und fördern

Die Tätigkeit in der Altenpflege ist bereits während der Ausbildung mit hohen körperlichen und seelischen Belastungen verbunden. Daher ist es wichtig, die Maßnahmen zum Arbeitsschutz und zur Unfallverhütung umzusetzen und einzuhalten.

Es gibt viele Situation im pflegerischen Alltag, die nicht „spurlos" an den Pflegenden vorbeigehen.

Der Umgang mit Krankheit, Schmerz, herausforderndem Verhalten, Notfallsituationen, Traurigkeit, Sterben und Tod ist emotional sehr belastend.

Sich selbst zu beobachten, das eigene Verhalten zu reflektieren und geeignete Strategien zur Entlastung zu nutzen, kann die eigene Gesundheit erhalten und die Freude am Beruf fördern.

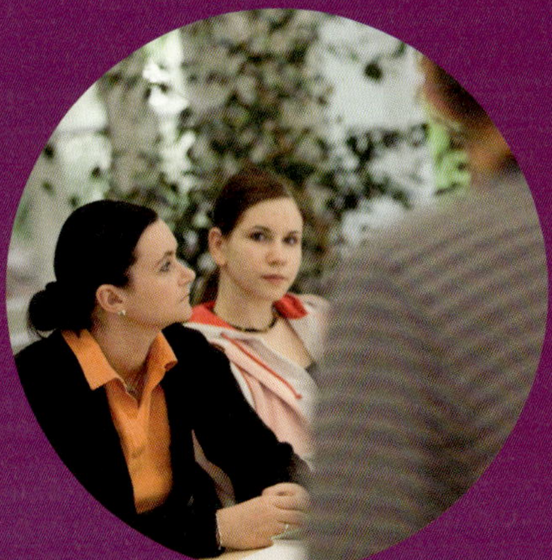

| Reflexion beruflichen Handelns | Theorie | assistiert/gesehen | unter Anleitung durchgeführt | selbständig durchgeführt | eingeübt |
|---|---|---|---|---|---|
| Teamgespräche | | | | | |
| Supervisionen | | | | | |
| Anleitergespräche | | | | | |
| *Sonstige* | | | | | |

| Maßnahmen zur Erhaltung der eigenen Gesundheit | Theorie | assistiert/gesehen | unter Anleitung durchgeführt | selbständig durchgeführt | eingeübt |
|---|---|---|---|---|---|
| Stressbewältigung | X | | | | |
| sportliche Aktivitäten/Bewegung | X | | | | |
| gesundheitsbewusste Ernährung | | | | | |
| kulturelle Aktivitäten | X | | | | |
| Rückenschule | X | | | | |
| *Sonstige* | | | | | |

| Informationen zu Arbeitsschutzmaßnahmen | Theorie | assistiert/gesehen | unter Anleitung durchgeführt | selbständig durchgeführt | eingeübt |
|---|---|---|---|---|---|
| Impfungen | X | | | | |
| Infektionsschutzberatung | | | | | |
| Unfallschutzmaßnahmen, z. B. Schuhwerk | X | | | | |
| Arbeitsschutzgesetze | X | | | | |
| *Sonstige* | | | | | |

# Anhang

- Einführung: Gesprächsprotokolle, Planung und Auswertung, Beurteilung und Notenfindung
- Probezeitgespräch
- Planung des Praxisabschnitts
- Gesprächsprotokoll – Auswertungsgespräch
- Arbeitshilfe für die Notenfindung
- Arbeitsblatt für die Notenfindung (Praktikumsbeurteilung und Jahreszeugnis)
- Bewertete Praxisanleitung/Anleitungs- und Prüfprotokoll

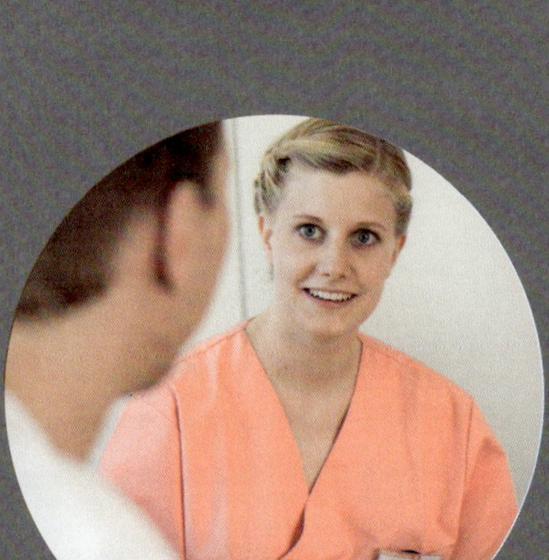

## Einführung: Gesprächsprotokolle Planung und Auswertung Beurteilung und Notenfindung

Auf den folgenden Seiten finden Sie Formblätter für Gesprächsprotokolle und für die Beurteilung von Leistungen während der praktischen Ausbildungsabschnitte.

Das erste Formblatt dient der Dokumentation eines **Probezeitgesprächs**. Die sich anschließenden Gesprächsprotokolle können sowohl für die Planung als auch für die Auswertung **praktischer Ausbildungsabschnitte** verwendet werden.

Diese Gesprächsprotokolle sollen als Leitfaden für die Planung und Auswertung von überschaubaren Zeiträumen praktischer Ausbildung dienen. Sie sollen gewährleisten, dass alle Auszubildenden einer Einrichtung oder Schule nach den gleichen Kriterien beraten und beurteilt werden. Das Protokoll für das Auswertungsgespräch und das **Arbeitsblatt für die Notenfindung** folgen den gleichen Beurteilungskriterien.

Wie viele Auswertungs- und Planungsgespräche durchgeführt werden, müssen die Partner der Ausbildung, Schule und Praxisstelle vereinbaren. Lediglich die Beurteilung im Rahmen der Jahreszeugnisse ist vorgeschrieben.

Wir empfehlen eine Bewertung im Rhythmus von etwa sechs Monaten.

Die Bewertung erfolgt durch Punktevergabe zwischen 15 und 0 Punkten. Dieses System erscheint ausreichend differenziert, um auch komplexere Vorgänge und Tätigkeiten bewerten zu können.

# Probezeitgespräch

**Auszubildende/-r:** ______________________________

**Begin der Ausbildung:** __________________________ **Ende der Probezeit:** __________________________

Ausbildungsentwicklung unter Berücksichtigung von

1. Motivation/Interesse

2. Lernentwicklung/Lernbereitschaft

Kooperation mit: z.B. Praxisanleitern, Kollegen, WBL/PDL

Kontaktaufnahme mit/Gestaltung der Beziehung zum pflegebedürftigen Bewohner/Patienten/Kunden

Weitere Formulare finden Sie unter www.thieme.de/baroud-praxisnachweis

**Das Erkennen und Äußern eigener Grenzen/Möglichkeiten**

**Empfehlungen der Ausbildungseinrichtung**

**Stellungnahme des Auszubildenden**

**Stellungnahme der Altenpflegeschule**

Datum & Unterschrift
Einrichtung (Stempel)

Datum & Unterschrift
Auszubildende/-r

Datum & Unterschrift
Altenpflegeschule

Weitere Formulare finden Sie unter www.thieme.de/baroud-praxisnachweis

# Planung des Praxisabschnitts

Geplant am: ____________________ Ausbildungsjahr/Einsatz Nummer: ____________________

Praxisstelle: ____________________ Lehrer/-in: ____________________

Besprochener Zeitraum/Dauer des Praxisabschnitts: ____________________

**Praxisaufgaben:**
(Theorie)

________________________________________

________________________________________

________________________________________

________________________________________

________________________________________

________________________________________

________________________________________

________________________________________

**Gesprächsprotokoll – Planungsgespräch:**
(Praxis)
Gibt es Lernziele/Aufgaben des letzten Praxisabschnitts, die noch bearbeitet werden müssen?

________________________________________

________________________________________

________________________________________

________________________________________

________________________________________

________________________________________

**Lernziele für den o. g. Praxisabschnitt:**

________________________________________

________________________________________

________________________________________

________________________________________

________________________________________

________________________________________

________________________________________

________________________________________

________________________________________

Weitere Formulare finden Sie unter www.thieme.de/baroud-praxisnachweis

**Empfehlungen der Praxisstelle an die/den Auszubildende/-n:**

**Anmerkungen:**

**Kommentar des/der Auszubildenden:**

Unterschrift der Praxisanleitung/Einrichtung

Unterschrift Auszubildende/-r

Weitere Formulare finden Sie unter www.thieme.de/baroud-praxisnachweis

# Gesprächsprotokoll – Auswertungsgespräch

Geführt am: ______________ Auszubildende/-r: ______________________________ Ausbildungsjahr:

Praxisstelle: ______________________________ Praxisanleiter/-in: ______________________________

Besprochener Zeitraum/Dauer des Praktikums von: ______________ bis: ______________

Wurde für diesen Zeitraum eine Bewertung abgegeben? Ja ☐ Nein ☐

**Sind beim letzten Gespräch festgelegte Lernziele erreicht worden? Wenn nicht, welche Gründe können angegeben werden? Wie soll das Problem behoben werden?**

**Konnte das in der Schule erworbene Wissen umgesetzt werden? Wenn nicht, welche Lösungen werden empfohlen?**

**Wie entwickelt sind Kommunikations- und Kooperationsverhalten? Wie geht der/die Auszubildende mit Informationen um? Ist er/sie in diesem Zusammenhang zuverlässig? Wenn nicht, welche Lösungen werden empfohlen?**

**Weitere Formulare finden Sie unter www.thieme.de/baroud-praxisnachweis**

**Ist das Verhalten der/des Auszubildenden im Anleitungszusammenhang angemessen (Verstehen, Handeln, Zurückmelden, Dokumentieren)? Kann der/die Auszubildende angemessen mit Kritik umgehen? Wenn nicht, welche Lösungen werden empfohlen?**

**Geht der/die Auszubildende angemessen und respektvoll mit den alten Menschen um? Lernt er/sie die professionelle Handhabung des Verhältnisses von Nähe und Distanz? Wenn nicht, welche Lösungen werden empfohlen?**

**Entwickelt der/die Auszubildende Kreativität und Eigeninitiative?**

**Empfehlung der Praxisstelle an die/den Auszubildende/-n:**

**Kommentar des/der Auszubildenden:**

Unterschrift der Praxisanleitung/Einrichtung

Unterschrift Auszubildende/-r

**Weitere Formulare finden Sie unter www.thieme.de/baroud-praxisnachweis**

# Planung des Praxisabschnitts

Geplant am: ____________________ Ausbildungsjahr/Einsatz Nummer: ______________________________

Praxisstelle: ______________________________ Lehrer/-in: ______________________________

Besprochener Zeitraum/Dauer des Praxisabschnitts: ______________________________

**Praxisaufgaben:**
(Theorie)

**Gesprächsprotokoll-Planungsgespräch:**
(Praxis)
Gibt es Lernziele/Aufgaben des letzten Praxisabschnitts, die noch bearbeitet werden müssen?

**Lernziele für den o. g. Praxisabschnitt:**

**Weitere Formulare finden Sie unter www.thieme.de/baroud-praxisnachweis**

**Empfehlungen der Praxisstelle an die/den Auszubildende/-n:**

**Anmerkungen:**

**Kommentar des/der Auszubildenden:**

Unterschrift der Praxisanleitung/Einrichtung

Unterschrift Auszubildende/-r

**Weitere Formulare finden Sie unter www.thieme.de/baroud-praxisnachweis**

# Gesprächsprotokoll – Auswertungsgespräch

Geführt am: ______________ Auszubildende/-r: ______________________________ Ausbildungsjahr:

Praxisstelle: ____________________________ Praxisanleiter/-in: ____________________________

Besprochener Zeitraum/Dauer des Praktikums von: ______________ bis: ______________

Wurde für diesen Zeitraum eine Bewertung abgegeben? Ja ☐ Nein ☐

**Sind beim letzten Gespräch festgelegte Lernziele erreicht worden? Wenn nicht, welche Gründe können angegeben werden? Wie soll das Problem behoben werden?**

______________________________________________________________________

______________________________________________________________________

______________________________________________________________________

______________________________________________________________________

______________________________________________________________________

______________________________________________________________________

______________________________________________________________________

**Konnte das in der Schule erworbene Wissen umgesetzt werden? Wenn nicht, welche Lösungen werden empfohlen?**

______________________________________________________________________

______________________________________________________________________

______________________________________________________________________

______________________________________________________________________

______________________________________________________________________

______________________________________________________________________

**Wie entwickelt sind Kommunikations- und Kooperationsverhalten? Wie geht der/die Auszubildende mit Informationen um? Ist er/sie in diesem Zusammenhang zuverlässig? Wenn nicht, welche Lösungen werden empfohlen?**

______________________________________________________________________

______________________________________________________________________

______________________________________________________________________

______________________________________________________________________

______________________________________________________________________

______________________________________________________________________

______________________________________________________________________

Weitere Formulare finden Sie unter www.thieme.de/baroud-praxisnachweis

**Ist das Verhalten der/des Auszubildenden im Anleitungszusammenhang angemessen (Verstehen, Handeln, Zurückmelden, Dokumentieren)? Kann der/die Auszubildende angemessen mit Kritik umgehen? Wenn nicht, welche Lösungen werden empfohlen?**

**Geht der/die Auszubildende angemessen und respektvoll mit den alten Menschen um? Lernt er/sie die professionelle Handhabung des Verhältnisses von Nähe und Distanz? Wenn nicht, welche Lösungen werden empfohlen?**

**Entwickelt der/die Auszubildende Kreativität und Eigeninitiative?**

**Empfehlung der Praxisstelle an die/den Auszubildende/-n:**

**Kommentar des/der Auszubildenden:**

Unterschrift der Praxisanleitung/Einrichtung

Unterschrift Auszubildende/-r

**Weitere Formulare finden Sie unter www.thieme.de/baroud-praxisnachweis**

# Planung des Praxisabschnitts

Geplant am: ______________________ Ausbildungsjahr/Einsatz Nummer: ______________________

Praxisstelle: ______________________ Lehrer/-in: ______________________

Besprochener Zeitraum/Dauer des Praxisabschnitts: ______________________

**Praxisaufgaben:**
(Theorie)

**Gesprächsprotokoll-Planungsgespräch:**
(Praxis)
Gibt es Lernziele/Aufgaben des letzten Praxisabschnitts, die noch bearbeitet werden müssen?

**Lernziele für den o. g. Praxisabschnitt:**

**Weitere Formulare finden Sie unter www.thieme.de/baroud-praxisnachweis**

**Empfehlungen der Praxisstelle an die/den Auszubildende/-n:**

**Anmerkungen:**

**Kommentar des/der Auszubildenden:**

Unterschrift der Praxisanleitung/Einrichtung

Unterschrift Auszubildende/-r

Weitere Formulare finden Sie unter www.thieme.de/baroud-praxisnachweis

# Gesprächsprotokoll – Auswertungsgespräch

Geführt am: ______________ Auszubildende/-r: ________________________________ Ausbildungsjahr:

Praxisstelle: ________________________________ Praxisanleiter/-in: ________________________________

Besprochener Zeitraum/Dauer des Praktikums von: ______________ bis: ______________

Wurde für diesen Zeitraum eine Bewertung abgegeben? Ja ☐ Nein ☐

**Sind beim letzten Gespräch festgelegte Lernziele erreicht worden? Wenn nicht, welche Gründe können angegeben werden? Wie soll das Problem behoben werden?**

**Konnte das in der Schule erworbene Wissen umgesetzt werden? Wenn nicht, welche Lösungen werden empfohlen?**

**Wie entwickelt sind Kommunikations- und Kooperationsverhalten? Wie geht der/die Auszubildende mit Informationen um? Ist er/sie in diesem Zusammenhang zuverlässig? Wenn nicht, welche Lösungen werden empfohlen?**

**Weitere Formulare finden Sie unter www.thieme.de/baroud-praxisnachweis**

**Ist das Verhalten der/des Auszubildenden im Anleitungszusammenhang angemessen (Verstehen, Handeln, Zurückmelden, Dokumentieren)? Kann der/die Auszubildende angemessen mit Kritik umgehen? Wenn nicht, welche Lösungen werden empfohlen?**

**Geht der/die Auszubildende angemessen und respektvoll mit den alten Menschen um? Lernt er/sie die professionelle Handhabung des Verhältnisses von Nähe und Distanz? Wenn nicht, welche Lösungen werden empfohlen?**

**Entwickelt der/die Auszubildende Kreativität und Eigeninitiative?**

**Empfehlung der Praxisstelle an die/den Auszubildende/-n:**

**Kommentar des/der Auszubildenden:**

Unterschrift der Praxisanleitung/Einrichtung

Unterschrift Auszubildende/-r

**Weitere Formulare finden Sie unter www.thieme.de/baroud-praxisnachweis**

# Planung des Praxisabschnitts

Geplant am: ____________ Ausbildungsjahr/Einsatz Nummer: ____________

Praxisstelle: ____________ Lehrer/-in: ____________

Besprochener Zeitraum/Dauer des Praxisabschnitts: ____________

**Praxisaufgaben:**
(Theorie)

**Gesprächsprotokoll-Planungsgespräch:**
(Praxis)
Gibt es Lernziele/Aufgaben des letzten Praxisabschnitts, die noch bearbeitet werden müssen?

**Lernziele für den o. g. Praxisabschnitt:**

**Weitere Formulare finden Sie unter www.thieme.de/baroud-praxisnachweis**

**Empfehlungen der Praxisstelle an die/den Auszubildende/-n:**

**Anmerkungen:**

**Kommentar des/der Auszubildenden:**

Unterschrift der Praxisanleitung/Einrichtung

Unterschrift Auszubildende/-r

**Weitere Formulare finden Sie unter www.thieme.de/baroud-praxisnachweis**

# Gesprächsprotokoll – Auswertungsgespräch

Geführt am: ______________ Auszubildende/-r: ______________________________ Ausbildungsjahr:

Praxisstelle: ______________________________ Praxisanleiter/-in: ______________________________

Besprochener Zeitraum/Dauer des Praktikums von: ______________ bis: ______________

Wurde für diesen Zeitraum eine Bewertung abgegeben? Ja ☐ Nein ☐

**Sind beim letzten Gespräch festgelegte Lernziele erreicht worden? Wenn nicht, welche Gründe können angegeben werden? Wie soll das Problem behoben werden?**

**Konnte das in der Schule erworbene Wissen umgesetzt werden? Wenn nicht, welche Lösungen werden empfohlen?**

**Wie entwickelt sind Kommunikations- und Kooperationsverhalten? Wie geht der/die Auszubildende mit Informationen um? Ist er/sie in diesem Zusammenhang zuverlässig? Wenn nicht, welche Lösungen werden empfohlen?**

**Weitere Formulare finden Sie unter www.thieme.de/baroud-praxisnachweis**

**Ist das Verhalten der/des Auszubildenden im Anleitungszusammenhang angemessen (Verstehen, Handeln, Zurückmelden, Dokumentieren)? Kann der/die Auszubildende angemessen mit Kritik umgehen? Wenn nicht, welche Lösungen werden empfohlen?**

**Geht der/die Auszubildende angemessen und respektvoll mit den alten Menschen um? Lernt er/sie die professionelle Handhabung des Verhältnisses von Nähe und Distanz? Wenn nicht, welche Lösungen werden empfohlen?**

**Entwickelt der/die Auszubildende Kreativität und Eigeninitiative?**

**Empfehlung der Praxisstelle an die/den Auszubildende/-n:**

**Kommentar des/der Auszubildenden:**

Unterschrift der Praxisanleiterung/Einrichtung

Unterschrift Auszubildende/-r

**Weitere Formulare finden Sie unter www.thieme.de/baroud-praxisnachweis**

# Planung des Praxisabschnitts

Geplant am: ____________ Ausbildungsjahr/Einsatz Nummer: ____________

Praxisstelle: ____________ Lehrer/-in: ____________

Besprochener Zeitraum/Dauer des Praxisabschnitts: ____________

**Praxisaufgaben:**
(Theorie)

**Gesprächsprotokoll-Planungsgespräch:**
(Praxis)
Gibt es Lernziele/Aufgaben des letzten Praxisabschnitts, die noch bearbeitet werden müssen?

**Lernziele für den o. g. Praxisabschnitt:**

**Weitere Formulare finden Sie unter www.thieme.de/baroud-praxisnachweis**

**Empfehlungen der Praxisstelle an die/den Auszubildende/-n:**

**Anmerkungen:**

**Kommentar des/der Auszubildenden:**

Unterschrift der Praxisanleitung/Einrichtung

Unterschrift Auszubildende/-r

**Weitere Formulare finden Sie unter www.thieme.de/baroud-praxisnachweis**

# Gesprächsprotokoll – Auswertungsgespräch

Geführt am: ______________ Auszubildende/-r: ______________________________ Ausbildungsjahr:

Praxisstelle: ______________________________ Praxisanleiter/-in: ______________________________

Besprochener Zeitraum/Dauer des Praktikums von: ______________ bis: ______________

Wurde für diesen Zeitraum eine Bewertung abgegeben? Ja ☐ Nein ☐

**Sind beim letzten Gespräch festgelegte Lernziele erreicht worden? Wenn nicht, welche Gründe können angegeben werden? Wie soll das Problem behoben werden?**

______________________________________________________________________

______________________________________________________________________

______________________________________________________________________

______________________________________________________________________

______________________________________________________________________

______________________________________________________________________

**Konnte das in der Schule erworbene Wissen umgesetzt werden? Wenn nicht, welche Lösungen werden empfohlen?**

______________________________________________________________________

______________________________________________________________________

______________________________________________________________________

______________________________________________________________________

______________________________________________________________________

______________________________________________________________________

**Wie entwickelt sind Kommunikations- und Kooperationsverhalten? Wie geht der/die Auszubildende mit Informationen um? Ist er/sie in diesem Zusammenhang zuverlässig? Wenn nicht, welche Lösungen werden empfohlen?**

______________________________________________________________________

______________________________________________________________________

______________________________________________________________________

______________________________________________________________________

______________________________________________________________________

______________________________________________________________________

______________________________________________________________________

**Ist das Verhalten der/des Auszubildenden im Anleitungszusammenhang angemessen (Verstehen, Handeln, Zurückmelden, Dokumentieren)? Kann der/die Auszubildende angemessen mit Kritik umgehen? Wenn nicht, welche Lösungen werden empfohlen?**

**Geht der/die Auszubildende angemessen und respektvoll mit den alten Menschen um? Lernt er/sie die professionelle Handhabung des Verhältnisses von Nähe und Distanz? Wenn nicht, welche Lösungen werden empfohlen?**

**Entwickelt der/die Auszubildende Kreativität und Eigeninitiative?**

**Empfehlung der Praxisstelle an die/den Auszubildende/-n:**

**Kommentar des/der Auszubildenden:**

Unterschrift der Praxisanleitung/Einrichtung

Unterschrift Auszubildende/-r

**Weitere Formulare finden Sie unter www.thieme.de/baroud-praxisnachweis**

# Planung des Praxisabschnitts

Geplant am: ____________ Ausbildungsjahr/Einsatz Nummer: ____________

Praxisstelle: ____________ Lehrer/-in: ____________

Besprochener Zeitraum/Dauer des Praxisabschnitts: ____________

**Praxisaufgaben:**
(Theorie)

**Gesprächsprotokoll-Planungsgespräch:**
(Praxis)
Gibt es Lernziele/Aufgaben des letzten Praxisabschnitts, die noch bearbeitet werden müssen?

**Lernziele für den o. g. Praxisabschnitt:**

Weitere Formulare finden Sie unter www.thieme.de/baroud-praxisnachweis

**Empfehlungen der Praxisstelle an die/den Auszubildende/-n:**

**Anmerkungen:**

**Kommentar des/der Auszubildenden:**

Unterschrift der Praxisanleitung/Einrichtung

Unterschrift Auszubildende/-r

**Weitere Formulare finden Sie unter www.thieme.de/baroud-praxisnachweis**

# Arbeitshilfe für die Notenfindung

## Der/die Auszubildende wird anhand der folgenden Kompetenzen bewertet:

| Kompetenz | Beschreibung |
|---|---|
| 1. | Kenntnisstand des/der Auszubildenden, gemessen am Fortschreiten der Ausbildung (erstes, zweites oder drittes Jahr), und die Fähigkeit und Bereitschaft, theoretisch erlerntes Wissen anzuwenden. Bewertet werden hier in erster Linie die Bemühungen um die praktische Umsetzung von Erlerntem. Dabei muss berücksichtigt werden, wie weit die Umsetzung im aktuellen Praxisfeld möglich ist. |
| 2./3. | Kooperations- und Kommunikationsfähigkeit im alltäglichen Pflegeprozess. Fortschritt von Fähigkeiten, im Team zu arbeiten und sich professionell auszutauschen. Beurteilt wird hier der Fortschritt der Fähigkeit, an einem gemeinsamen Ziel zu arbeiten und darüber zu kommunizieren. |
| 4./5./6. | Verhalten des/der Auszubildenden im Anleitungsprozess. Beurteilt wird hier das Fortschreiten der Fähigkeit, vorgegebene Ziele zu übernehmen, zu verstehen und danach zu handeln. Ebenfalls bewertet wird hier das Fortschreiten der Fähigkeit, mit Kritik und Korrektur umzugehen. |
| 7./8. | Verhalten des/der Auszubildenden gegenüber den ihnen anvertrauten pflegebedürftigen Menschen. Bewertet wird hier das Fortschreiten der Fähigkeit, mit den pflegebedürftigen alten Menschen professionell und emphatisch umzugehen. |
| 9./10. | Eigene Initiative bei der Erstellung von Pflegezielen. Bewertet wird das Fortschreiten der Fähigkeit, den Pflegeprozess aktiv mitzugestalten, Ideen einzubringen, Vorschläge zu unterbreiten, Pflegeziele, Phantasie und Initiative zu entwickeln und danach zu handeln. |

Bei der Bewertung vergeben Sie für jede Kompetenz eine Punktzahl zwischen 15 und 0. Aus der Summe wird der Durchschnitt gebildet, dem dann eine Note zugeordnet werden kann.
Sicher wird nicht nach jedem Praxisgespräch eine Beurteilung abgegeben (obwohl auch das möglich wäre), notwendig ist es aber, dass nach jedem Ausbildungsjahr eine Feststellung des Leistungsstandes der Lernenden, wie gesetzlich vorgeschrieben, erfolgt. Beurteilungen müssen in Noten zwischen 1 und 6 abgegeben werden. Das entspricht möglicherweise nicht dem aktuellsten Stand der pädagogischen Diskussion zur Frage der Zensurengestaltung, ist aber im Berufsgesetz und der Prüfungsordnung so vorgegeben.
Die Bewertung erfolgt durch Punktevergabe. Der erste Beurteilungsbogen beschäftigt sich mit der Entwicklung der allgemeinen Kompetenzen und des Verhaltens der Auszubildenden. Eine Note kann nach der Beurteilung, wenn notwendig, generiert werden. Wir erwarten, dass dadurch die Notenfindung für Praxisanleiter/-innen einfacher und für die bewerteten Auszubildenden transparenter wird.

Die Beurteilung erfolgt durch die Einrichtung. Der/die Auszubildende erklärt durch Handzeichen die Kenntnisnahme.

Wir empfehlen, die Bewertung im Rahmen eines Beurteilungs- oder Planungsgesprächs mit dem/der Auszubildenden zu besprechen. Sowohl für die Auszubildenden als auch für die Praxisanleiter/innen ist Transparenz bei der Bewertung hilfreich. Sie können die Zusammenarbeit bei der praktischen Ausbildung verbessern. So kann aufgezeigt und erläutert werden, wo gute Leistungen gesehen worden sind und wo Verbesserungen der Leistungen möglich oder notwendig sind.

Dabei sollte der pädagogische Grundsatz leitend sein, dass eine Bewertung nicht nur Defizite oder auch hervorragende Leistungen bescheinigen, sondern auch Standortbestimmung und Hinweis auf Entwicklungsmöglichkeiten des/der Auszubildenden sein soll.

Bei dieser Arbeitshilfe haben wir bewusst auf die klassische Einteilung in „kognitive, berufspraktische, personale und soziale" Kompetenzen verzichtet. Die hier gewählten Bewertungskriterien erscheinen uns konkreter und dem Alltag der Ausbildung in der Pflege angemessener.

Es bleibt Schule und Praxiseinrichtung überlassen, an welcher Stelle der Übergang (Umrechnung) vom 15-Punkte-System zur konventionellen Note stattfinden soll. Spätestens allerdings bei Beurteilungen, die „examensrelevant" sind (Vornoten) oder durch Ausbildungs- und Prüfungsordnung geregelt sind (Jahreszeugnisse), muss das Notensystem angewendet, also aus dem Punktesystem umgerechnet werden. Unten finden Sie die dafür notwendigen Umrechnungs- und Vergleichstabellen.

## Punkte, Noten, Erwartungshorizont

Bei den Arbeitshilfen zur Notenfindung wird hier neben den gesetzlich geregelten Noten „sehr gut" (1) bis „ungenügend" (6) das in allgemeinbildenden Schulen und in der beruflichen Bildung übliche System der Bewertung mithilfe von 15 bis 0 Punkten vorgeschlagen. Dieses System ist weit verbreitet und in allen deutschen Bundesländern problemlos anwendbar. Die Zuordnung von Notenpunkten zum Erwartungshorizont dagegen wird nicht überall und nicht immer auf die gleiche Weise gehandhabt. Vor allem ist sie nicht eindeutig überall durch Landesrecht geregelt.

Wir haben in den Zuordnungstabellen den Erwartungshorizont auf 100% gesetzt und diesen dann analog einer Gaußschen Verteilung den Punkten 15 bis 0 zugeordnet. Bei diesem Erwartungshorizont wird davon ausgegangen, dass der erfolgreiche Nachweis über den Erwerb der vermittelten Kenntnisse und Fertigkeiten mindestens 50% betragen muss. Hier liegt die Grenze zwischen 3 und 4 Punkten und der Note 4 und 5 (im Übrigen gelten die einschlägigen Rundungsregelungen). Das heißt, das Erreichen von weniger als der Hälfte des Erwartungshorizonts gilt als „Nicht bestanden" oder „Mangelhaft" (5).

Die Berufsgesetze in der Pflege regeln, wie oben beschrieben, ebenso wie das Berufsbildungsgesetz lediglich die Vergabe von Noten. Das 15-Punkte-System und die Verteilung auf den Erwartungshorizont sind Verabredungen zwischen den Bundesländern auf der Ebene der Kultusministerkonferenzen. Sie werden in allen Bundesländern bei den Prüfungen der Industrie- und Handelskammern und in allen anderen Bereichen der beruflichen Bildung einschließlich der beruflichen Schulen angewendet.

Für die Pflegeberufe mit ihren eigenen Berufsgesetzen sollte trotzdem geprüft werden, ob es eine abweichende Landesregelung zur Zuordnung des Erwartungshorizonts gibt. Anderenfalls empfehlen wir die Anwendung der Gaußschen Verteilung wie in unseren Beispielen. Sie werden nahezu im gesamten allgemeinen und beruflichen Bildungssystem Deutschlands und Österreichs angewendet und tragen zur Vergleichbarkeit der Ausbildungsergebnisse über die Ländergrenzen bei.

| **15** | **14** | **13** | **12** | **11** | **10** | **9** | **8** | **7** | **6** | **5** | **4** | **3** | **2** | **1** | **0** |
|---|---|---|---|---|---|---|---|---|---|---|---|---|---|---|---|
| bis 98 % | bis 95 % | bis 92 % | bis 89 % | bis 85 % | bis 81 % | bis 77 % | bis 72 % | bis 67 % | bis 62 % | bis 56 % | bis 50 % | bis 44 % | bis 37 % | bis 30 % | unter 30 % |
| 1+ | 1 | 1– | 2+ | 2 | 2– | 3+ | 3 | 3– | 4+ | 4 | 4– | 5+ | 5 | 5– | 6 |
| **Note 1** 100 % bis 92 % | | | **Note 2** unter 92 % bis 81 % | | | **Note 3** unter 81 % bis 67 % | | | **Note 4** unter 67 % bis 50% | | | **Note 5** unter 50 % bis 30 % | | | **Note 6** unter 30 % |

# Arbeitsblatt für die Notenfindung

## Praktikumsbeurteilung und Jahreszeugnis

Auszubildende/-r: ______________________ Datum______________ Ausbildungsjahr: ______________

Einrichtung: ________________________________________

| Note | 1 | | | 2 | | | 3 | | | 4 | | | 5 | | | 6 |
|---|---|---|---|---|---|---|---|---|---|---|---|---|---|---|---|---|
| **Kompetenz** / **Punkte** | **15** | **14** | **13** | **12** | **11** | **10** | **9** | **8** | **7** | **6** | **5** | **4** | **3** | **2** | **1** | **0** |
| **1.** Die/der Auszubildende bringt seine/ihre Kompetenzen und Fertigkeiten dem Ausbildungsstand gemäß in die Praxis ein. | | | | | | | | | | | | | | | | |
| **2.** Die/der Auszubildende verhält sich im Team angemessen und kooperativ. | | | | | | | | | | | | | | | | |
| **3.** Die/der Auszubildende hält sich an Absprachen und beherrscht die zuverlässige Aufnahme und Wiedergabe von pflegerelevanten Informationen. | | | | | | | | | | | | | | | | |
| **4.** Die/der Auszubildende ist in der Lage, mit Anleitung, Unterweisung und Kritik umzugehen. | | | | | | | | | | | | | | | | |
| **5.** Sie/er versteht die Aufgaben. | | | | | | | | | | | | | | | | |
| **6.** Sie/er erledigt die Aufgaben und dokumentiert. | | | | | | | | | | | | | | | | |
| **7.** Die/der Auszubildende geht mit den pflegebedürftigen Menschen angemessen um. Sie/er beachtet die Grundsätze von Respekt und Würde im möglichen Umfang. | | | | | | | | | | | | | | | | |
| **8.** Sie/er hat ein professionelles Verständnis von Nähe und Distanz. | | | | | | | | | | | | | | | | |
| **9.** Die/der Auszubildende bringt eigene Ideen in seinen/ihren Arbeitsalltag ein und verfolgt diese auch über einen überschaubaren Zeitraum. | | | | | | | | | | | | | | | | |
| **10.** Sie/er zeigt Phantasie und Kreativität und verknüpft Erfahrungen mit Erlerntem. | | | | | | | | | | | | | | | | |
| **Summe** | | | | | | | | | | | | | | | | |

**Summe der Punkte:** ________ **: 10 =** ________ **Punkte** **Note:** ____

_______________________________
Datum & Unterschrift
Praxisanleitung/Einrichtung

_______________________________
Datum & Unterschrift
Auszubildende/-r

Weitere Formulare finden Sie unter www.thieme.de/baroud-praxisnachweis

# Arbeitsblatt für die Notenfindung

## Praktikumsbeurteilung und Jahreszeugnis

Auszubildende/-r: ______________________ Datum______________ Ausbildungsjahr: ______________

Einrichtung: ________________________________________

| | Note | 1 | | | 2 | | | 3 | | | 4 | | | 5 | | | 6 |
|---|---|---|---|---|---|---|---|---|---|---|---|---|---|---|---|---|---|
| **Kompetenz** | **Punkte** | **15** | **14** | **13** | **12** | **11** | **10** | **9** | **8** | **7** | **6** | **5** | **4** | **3** | **2** | **1** | **0** |
| **1.** Die/der Auszubildende bringt seine/ihre Kompetenzen und Fertigkeiten dem Ausbildungsstand gemäß in die Praxis ein. | | | | | | | | | | | | | | | | | |
| **2.** Die/der Auszubildende verhält sich im Team angemessen und kooperativ. | | | | | | | | | | | | | | | | | |
| **3.** Die/der Auszubildende hält sich an Absprachen und beherrscht die zuverlässige Aufnahme und Wiedergabe von pflegerelevanten Informationen. | | | | | | | | | | | | | | | | | |
| **4.** Die/der Auszubildende ist in der Lage, mit Anleitung, Unterweisung und Kritik umzugehen. | | | | | | | | | | | | | | | | | |
| **5.** Sie/er versteht die Aufgaben. | | | | | | | | | | | | | | | | | |
| **6.** Sie/er erledigt die Aufgaben und dokumentiert. | | | | | | | | | | | | | | | | | |
| **7.** Die/der Auszubildende geht mit den pflegebedürftigen Menschen angemessen um. Sie/er beachtet die Grundsätze von Respekt und Würde (im möglichen Umfang). | | | | | | | | | | | | | | | | | |
| **8.** Sie/er hat ein professionelles Verständnis von Nähe und Distanz. | | | | | | | | | | | | | | | | | |
| **9.** Die/der Auszubildende bringt eigene Ideen in seinen/ihren Arbeitsalltag ein und verfolgt diese auch über einen überschaubaren Zeitraum. | | | | | | | | | | | | | | | | | |
| **10.** Sie/er zeigt Phantasie und Kreativität und verknüpft Erfahrungen mit Erlerntem. | | | | | | | | | | | | | | | | | |
| **Summe** | | | | | | | | | | | | | | | | | |

**Summe der Punkte: ________ : 10 = ________ Punkte** **Note:** 

______________________________
Datum & Unterschrift
Praxisanleitung/Einrichtung

______________________________
Datum & Unterschrift
Auszubildende/-r

# Arbeitsblatt für die Notenfindung

## Praktikumsbeurteilung und Jahreszeugnis

Auszubildende/-r: ______________________________ Datum_______________ Ausbildungsjahr: __________________

Einrichtung: ________________________________________________________

| Note | 1 | | | 2 | | | 3 | | | 4 | | | 5 | | | 6 |
|---|---|---|---|---|---|---|---|---|---|---|---|---|---|---|---|---|
| **Kompetenz** — **Punkte** | **15** | **14** | **13** | **12** | **11** | **10** | **9** | **8** | **7** | **6** | **5** | **4** | **3** | **2** | **1** | **0** |
| **1.** Die/der Auszubildende bringt seine/ihre Kompetenzen und Fertigkeiten dem Ausbildungsstand gemäß in die Praxis ein. | | | | | | | | | | | | | | | | |
| **2.** Die/der Auszubildende verhält sich im Team angemessen und kooperativ. | | | | | | | | | | | | | | | | |
| **3.** Die/der Auszubildende hält sich an Absprachen und beherrscht die zuverlässige Aufnahme und Wiedergabe von pflegerelevanten Informationen. | | | | | | | | | | | | | | | | |
| **4.** Die/der Auszubildende ist in der Lage, mit Anleitung, Unterweisung und Kritik umzugehen. | | | | | | | | | | | | | | | | |
| **5.** Sie/er versteht die Aufgaben. | | | | | | | | | | | | | | | | |
| **6.** Sie/er erledigt die Aufgaben und dokumentiert. | | | | | | | | | | | | | | | | |
| **7.** Die/der Auszubildende geht mit den pflegebedürftigen Menschen angemessen um. Sie/er beachtet die Grundsätze von Respekt und Würde (im möglichen Umfang). | | | | | | | | | | | | | | | | |
| **8.** Sie/er hat ein professionelles Verständnis von Nähe und Distanz. | | | | | | | | | | | | | | | | |
| **9.** Die/der Auszubildende bringt eigene Ideen in seinen/ihren Arbeitsalltag ein und verfolgt diese auch über einen überschaubaren Zeitraum. | | | | | | | | | | | | | | | | |
| **10.** Sie/er zeigt Phantasie und Kreativität und verknüpft Erfahrungen mit Erlerntem. | | | | | | | | | | | | | | | | |
| **Summe** | | | | | | | | | | | | | | | | |

**Summe der Punkte:** __________ **: 10 =** __________ **Punkte** **Note:** [ ]

______________________________
Datum & Unterschrift
Praxisanleitung/Einrichtung

______________________________
Datum & Unterschrift
Auszubildende/-r

**Weitere Formulare finden Sie unter www.thieme.de/baroud-praxisnachweis**

# Arbeitsblatt für die Notenfindung

## Praktikumsbeurteilung und Jahreszeugnis

Auszubildende/-r: ____________________ Datum____________ Ausbildungsjahr: ____________

Einrichtung: ______________________________________

| Kompetenz | Note | 1 | | | 2 | | | 3 | | | 4 | | | 5 | | | 6 |
|---|---|---|---|---|---|---|---|---|---|---|---|---|---|---|---|---|---|
| | **Punkte** | **15** | **14** | **13** | **12** | **11** | **10** | **9** | **8** | **7** | **6** | **5** | **4** | **3** | **2** | **1** | **0** |
| **1.** Die/der Auszubildende bringt seine/ihre Kompetenzen und Fertigkeiten dem Ausbildungsstand gemäß in die Praxis ein. | | | | | | | | | | | | | | | | | |
| **2.** Die/der Auszubildende verhält sich im Team angemessen und kooperativ. | | | | | | | | | | | | | | | | | |
| **3.** Die/der Auszubildende hält sich an Absprachen und beherrscht die zuverlässige Aufnahme und Wiedergabe von pflegerelevanten Informationen. | | | | | | | | | | | | | | | | | |
| **4.** Die/der Auszubildende ist in der Lage, mit Anleitung, Unterweisung und Kritik umzugehen. | | | | | | | | | | | | | | | | | |
| **5.** Sie/er versteht die Aufgaben. | | | | | | | | | | | | | | | | | |
| **6.** Sie/er erledigt die Aufgaben und dokumentiert. | | | | | | | | | | | | | | | | | |
| **7.** Die/der Auszubildende geht mit den pflegebedürftigen Menschen angemessen um. Sie/er beachtet die Grundsätze von Respekt und Würde (im möglichen Umfang). | | | | | | | | | | | | | | | | | |
| **8.** Sie/er hat ein professionelles Verständnis von Nähe und Distanz. | | | | | | | | | | | | | | | | | |
| **9.** Die/der Auszubildende bringt eigene Ideen in seinen/ihren Arbeitsalltag ein und verfolgt diese auch über einen überschaubaren Zeitraum. | | | | | | | | | | | | | | | | | |
| **10.** Sie/er zeigt Phantasie und Kreativität und verknüpft Erfahrungen mit Erlerntem. | | | | | | | | | | | | | | | | | |
| **Summe** | | | | | | | | | | | | | | | | | |

**Summe der Punkte:** __________ **: 10 =** __________ **Punkte** **Note:** ______

______________________________
Datum & Unterschrift
Praxisanleitung/Einrichtung

______________________________
Datum & Unterschrift
Auszubildende/-r

# Arbeitsblatt für die Notenfindung

## Praktikumsbeurteilung und Jahreszeugnis

Auszubildende/-r: ______________________ Datum____________ Ausbildungsjahr: ______________

Einrichtung: ________________________________________

| Kompetenz | Note | 1 | | | 2 | | | 3 | | | 4 | | | 5 | | | 6 |
|---|---|---|---|---|---|---|---|---|---|---|---|---|---|---|---|---|---|
| | **Punkte** | **15** | **14** | **13** | **12** | **11** | **10** | **9** | **8** | **7** | **6** | **5** | **4** | **3** | **2** | **1** | **0** |
| **1.** Die/der Auszubildende bringt seine/ihre Kompetenzen und Fertigkeiten dem Ausbildungsstand gemäß in die Praxis ein. | | | | | | | | | | | | | | | | | |
| **2.** Die/der Auszubildende verhält sich im Team angemessen und kooperativ. | | | | | | | | | | | | | | | | | |
| **3.** Die/der Auszubildende hält sich an Absprachen und beherrscht die zuverlässige Aufnahme und Wiedergabe von pflegerelevanten Informationen. | | | | | | | | | | | | | | | | | |
| **4.** Die/der Auszubildende ist in der Lage, mit Anleitung, Unterweisung und Kritik umzugehen. | | | | | | | | | | | | | | | | | |
| **5.** Sie/er versteht die Aufgaben. | | | | | | | | | | | | | | | | | |
| **6.** Sie/er erledigt die Aufgaben und dokumentiert. | | | | | | | | | | | | | | | | | |
| **7.** Die/der Auszubildende geht mit den pflegebedürftigen Menschen angemessen um. Sie/er beachtet die Grundsätze von Respekt und Würde (im möglichen Umfang). | | | | | | | | | | | | | | | | | |
| **8.** Sie/er hat ein professionelles Verständnis von Nähe und Distanz. | | | | | | | | | | | | | | | | | |
| **9.** Die/der Auszubildende bringt eigene Ideen in seinen/ihren Arbeitsalltag ein und verfolgt diese auch über einen überschaubaren Zeitraum. | | | | | | | | | | | | | | | | | |
| **10.** Sie/er zeigt Phantasie und Kreativität und verknüpft Erfahrungen mit Erlerntem. | | | | | | | | | | | | | | | | | |
| **Summe** | | | | | | | | | | | | | | | | | |

**Summe der Punkte:** ________ **: 10 =** ________ **Punkte** **Note:** ____

_____________________________
Datum & Unterschrift
Praxisanleitung/Einrichtung

_____________________________
Datum & Unterschrift
Auszubildende/-r

**Weitere Formulare finden Sie unter www.thieme.de/baroud-praxisnachweis**

# Arbeitsblatt für die Notenfindung

## Praktikumsbeurteilung und Jahreszeugnis

Auszubildende/-r: ______________________ Datum______________ Ausbildungsjahr: ______________

Einrichtung: ________________________________________

| | Note | 1 | | | 2 | | | 3 | | | 4 | | | 5 | | | 6 |
|---|---|---|---|---|---|---|---|---|---|---|---|---|---|---|---|---|---|
| **Kompetenz** | **Punkte** | 15 | 14 | 13 | 12 | 11 | 10 | 9 | 8 | 7 | 6 | 5 | 4 | 3 | 2 | 1 | 0 |
| **1.** Die/der Auszubildende bringt seine/ihre Kompetenzen und Fertigkeiten dem Ausbildungsstand gemäß in die Praxis ein. | | | | | | | | | | | | | | | | | |
| **2.** Die/der Auszubildende verhält sich im Team angemessen und kooperativ. | | | | | | | | | | | | | | | | | |
| **3.** Die/der Auszubildende hält sich an Absprachen und beherrscht die zuverlässige Aufnahme und Wiedergabe von pflegerelevanten Informationen. | | | | | | | | | | | | | | | | | |
| **4.** Die/der Auszubildende ist in der Lage, mit Anleitung, Unterweisung und Kritik umzugehen. | | | | | | | | | | | | | | | | | |
| **5.** Sie/er versteht die Aufgaben. | | | | | | | | | | | | | | | | | |
| **6.** Sie/er erledigt die Aufgaben und dokumentiert. | | | | | | | | | | | | | | | | | |
| **7.** Die/der Auszubildende geht mit den pflegebedürftigen Menschen angemessen um. Sie/er beachtet die Grundsätze von Respekt und Würde (im möglichen Umfang). | | | | | | | | | | | | | | | | | |
| **8.** Sie/er hat ein professionelles Verständnis von Nähe und Distanz. | | | | | | | | | | | | | | | | | |
| **9.** Die/der Auszubildende bringt eigene Ideen in seinen/ihren Arbeitsalltag ein und verfolgt diese auch über einen überschaubaren Zeitraum. | | | | | | | | | | | | | | | | | |
| **10.** Sie/er zeigt Phantasie und Kreativität und verknüpft Erfahrungen mit Erlerntem. | | | | | | | | | | | | | | | | | |
| **Summe** | | | | | | | | | | | | | | | | | |

**Summe der Punkte: ________ : 10 = ________ Punkte** **Note:** [ ]

______________________________
Datum & Unterschrift
Praxisanleitung/Einrichtung

______________________________
Datum & Unterschrift
Auszubildende/-r

# Bewertete Praxisanleitung/ Anleitungs- und Prüfprotokoll

Während der 3-jährigen Ausbildung sollen praktische Anleitungen sowohl durch Lehrer/innen der Schule als auch durch die Praxisanleiter/innen durchgeführt werden. Die Auszubildenden müssen während ihrer Zeit in der Einrichtung Gelegenheit haben, Pflege zu planen, durchzuführen und zu evaluieren.

Die folgende Arbeitshilfe enthält die wichtigsten Fragestellungen zu einer geplanten Pflege. Das Dokument kann einerseits zur Strukturierung des Anleitungsprozesses dienen. Andererseits besteht die Möglichkeit, diesen Prozess systematisch mithilfe dieser Arbeitshilfe zu bewerten.
Hier werden ebenfalls das 15-Punkte-System und die Umrechnungsmaßstäbe in die gesetzlich vorgeschriebenen Noten angewendet. Das System gestattet es, alle Schritte des Pflegeprozesses getrennt voneinander zu protokollieren und auch zu bewerten. Es eignet sich für die Durchführung praktischer Prüfungen ebenso wie für die Strukturierung einer Anleitungssituation.

Die Arbeitshilfe „Bewertete Praxisanleitung / Prüfprotokoll" können Sie als Kopiervorlage verwenden oder im Internet herunterladen. Die bearbeiteten Bewertungsbögen sollen aus Gründen des Personendatenschutzes nicht zusammen mit dem Praxisnachweis aufbewahrt werden. Sie sind ein Arbeitsmaterial für Lehrer/-innen und Praxisanleiter/-innen. Aus Gründen der Nachvollziehbarkeit sollte der/die Auszubildende immer eine Kopie erhalten.

# Bewertete Praxisanleitung/Anleitungs- und Prüfsituation

Auszubildende/-r: ______________________ Praxisanleiter/-in: ______________________

Datum: ______________________

## A. Schriftliche Pflegeplanung

### *Daten- und Informationssammlung:*

Recherche sorgfältig und hinreichend vollständig?

| 15 | 14 | 13 | 12 | 11 | 10 | 9 | 8 | 7 | 6 | 5 | 4 | 3 | 2 | 1 | 0 |
|---|---|---|---|---|---|---|---|---|---|---|---|---|---|---|---|
| | | | | | | | | | | | | | | | |

### *Erhebung der Ressourcen und Probleme des Pflegebedürftigen:*

In sich logisch und nachvollziehbar?

| 15 | 14 | 13 | 12 | 11 | 10 | 9 | 8 | 7 | 6 | 5 | 4 | 3 | 2 | 1 | 0 |
|---|---|---|---|---|---|---|---|---|---|---|---|---|---|---|---|
| | | | | | | | | | | | | | | | |

### *Planung der Pflegeziele:*

Nachvollziehbar?

| 15 | 14 | 13 | 12 | 11 | 10 | 9 | 8 | 7 | 6 | 5 | 4 | 3 | 2 | 1 | 0 |
|---|---|---|---|---|---|---|---|---|---|---|---|---|---|---|---|
| | | | | | | | | | | | | | | | |

### *Planung der Pflegemaßnahmen:*

Den Ressourcen und Problemen des Pflegebedürftigen angemessen?

| 15 | 14 | 13 | 12 | 11 | 10 | 9 | 8 | 7 | 6 | 5 | 4 | 3 | 2 | 1 | 0 |
|---|---|---|---|---|---|---|---|---|---|---|---|---|---|---|---|
| | | | | | | | | | | | | | | | |

### *Aufbau, Form und inhaltliche Nachvollziehbarkeit der schriftlichen Pflegeplanung:*

| 15 | 14 | 13 | 12 | 11 | 10 | 9 | 8 | 7 | 6 | 5 | 4 | 3 | 2 | 1 | 0 |
|---|---|---|---|---|---|---|---|---|---|---|---|---|---|---|---|
| | | | | | | | | | | | | | | | |

**Summe ____________ : 5 = ______________ ***

**Notenpunkte für A. Schriftliche Pflegeplanung**

***Bitte übertragen Sie das Ergebnis zu A. auf die letzte Seite „Zusammenfassung der Bewertung".**

**Weitere Formulare finden Sie unter www.thieme.de/baroud-praxisnachweis**

# B. Praktische Durchführung

## B.1 Vorgespräch

***Biografie:***
Die Biografie ist aussagekräftig.

| Anmerkungen: |
|---|

***Diagnosen:***
Auszubildende/Auszubildender ist informiert über:
Krankheitsbilder, Komplikationen, Ursachen,
die Auswirkungen auf die AEDLs.

| Anmerkungen: |
|---|

***Medikamente:***
Auszubildende/Auszubildender kennt
Medikamente, kennt Wirkungsweise
und unerwünschte Wirkungen.

| Anmerkungen: |
|---|

| 15 | 14 | 13 | 12 | 11 | 10 | 9 | 8 | 7 | 6 | 5 | 4 | 3 | 2 | 1 | 0 |
|---|---|---|---|---|---|---|---|---|---|---|---|---|---|---|---|
| | | | | | | | | | | | | | | | |

**Geplante Pflege:**

| Anmerkungen: |
|---|

## B.2 Praktische Durchführung der Pflegehandlung

### B.2.1 Kommunikation/Vermittlung von Sicherheit und Souveränität

#### *Beziehungspflege und Kommunikation:*

- klare, der Situation angemessene Kommunikation
- situationsgerechter Einsatz von Gestik und Mimik
- Gesprächsthemen von Seiten des Pflegebedürftigen werden aufgenommen und weiterverfolgt
- Aufbau/Gestaltung von persönlichen, bewohnerbezogenen Gesprächssituationen durch den Auszubildenden
- Berücksichtigung von Wünschen
- ausreichend Informationen zu den Pflegehandlungen

| Anmerkungen: |
|---|
| |

#### *Vermittlung von Sicherheit und Souveränität:*

- vermittelt dem Pflegebedürftigen das Gefühl von Sicherheit und Souveränität
- kann in unvorhersehbaren Situationen adäquat reagieren: z.B. notwendig werdende Veränderungen im Pflegeablauf aufgrund von plötzlichen Situationsveränderungen
- situationsgerechte emotionale Begleitung des zu Pflegenden: beruhigen, ermuntern, motivieren

| Anmerkungen: |
|---|
| |

| 15 | 14 | 13 | 12 | 11 | 10 | 9 | 8 | 7 | 6 | 5 | 4 | 3 | 2 | 1 | 0 |
|---|---|---|---|---|---|---|---|---|---|---|---|---|---|---|---|
| | | | | | | | | | | | | | | | |

### B.2.2 Körperpflege und Kleiden:

- Wahrung von Intimsphären
- Berücksichtigung von Gewohnheiten /Ritualen
- Erkennen/Berücksichtigen von Ressourcen und Problemstellungen
- ggf. Einsatz von therapeutischen Waschungen: z.B. anregende/entspannende Waschung, basalstimulierende Waschung nach Bobath
- Standard (Einrichtung oder Schule)

erfüllt: ☐ teilweise erfüllt: ☐ nicht erfüllt: ☐

| Anmerkungen: |
|---|
| |

| 15 | 14 | 13 | 12 | 11 | 10 | 9 | 8 | 7 | 6 | 5 | 4 | 3 | 2 | 1 | 0 |
|---|---|---|---|---|---|---|---|---|---|---|---|---|---|---|---|
| | | | | | | | | | | | | | | | |

## B.2.3 Medizinische Versorgung:

- situationsgerechte Durchführung der Maßnahme nach dem Standard der Schule
- Beachtung von Hygiene- und Sicherheitsaspekten

| Anmerkungen: |
|---|
| |

| 15 | 14 | 13 | 12 | 11 | 10 | 9 | 8 | 7 | 6 | 5 | 4 | 3 | 2 | 1 | 0 |
|---|---|---|---|---|---|---|---|---|---|---|---|---|---|---|---|
| | | | | | | | | | | | | | | | |

## B.2.4 Prophylaktische Maßnahmen:

- sinnvolle Maßnahmenauswahl und korrekte Durchführung
- nachvollziehbare Integration in den Pflegeablauf
- Einbeziehen von Ressourcen/ Kooperationsmöglichkeiten des Bewohners

| Anmerkungen: |
|---|
| |

| 15 | 14 | 13 | 12 | 11 | 10 | 9 | 8 | 7 | 6 | 5 | 4 | 3 | 2 | 1 | 0 |
|---|---|---|---|---|---|---|---|---|---|---|---|---|---|---|---|
| | | | | | | | | | | | | | | | |

## B.3 Persönliche Prävention, Raum und Material, Hygiene

***Persönliche Prävention/ rückenschonendes Arbeiten:***

- sinnvoller Einsatz von Hilfsmitteln
- situationsgerechtes Einbeziehen einer weiteren Pflegekraft zur Unterstützung
- Erkennen und Einbeziehen von Ressourcen des Pflegebedürftigen"

Anmerkungen:

***Hygienische Strategien:***

- situationsgerechter Einsatz von Händedesinfektion
- Schutzkleidung/Schutzhandschuhen u.ä.

Anmerkungen:

***Angemessene Vor- und Nachbereitung der Pflege:***

- Material- u. Raumvor-/-Nachbereitung
- Benutzen des Dokumentationssystems als Informationsquelle/Eintragsinstrument

Anmerkungen:

| 15 | 14 | 13 | 12 | 11 | 10 | 9 | 8 | 7 | 6 | 5 | 4 | 3 | 2 | 1 | 0 |
|---|---|---|---|---|---|---|---|---|---|---|---|---|---|---|---|
| | | | | | | | | | | | | | | | |

## B.4 Unterstützung alter Menschen bei der Lebensgestaltung:

- Biografieorientiert
- den Interessen des Bewohners/der Bewohnerin entsprechend
- an Fähigkeiten orientiert und angemessen
- als abgeschlossene Einheit konzipiert (inhaltlich/zeitlich)

| Anmerkungen: |
| --- |
| |

| 15 | 14 | 13 | 12 | 11 | 10 | 9 | 8 | 7 | 6 | 5 | 4 | 3 | 2 | 1 | 0 |
| --- | --- | --- | --- | --- | --- | --- | --- | --- | --- | --- | --- | --- | --- | --- | --- |
| | | | | | | | | | | | | | | | |

## Ermittlung des Ergebnisses für B. Praktische Durchführung

| | Thema | Punkte | Prozent | Rechnung | Ergebnis |
|---|---|---|---|---|---|
| B.1 | Vorgespräch: Biografie, Diagnosen, Medikamente | | 10 % | Punkte × 10 : 100 | = |
| B.2.1 | Kommunikation/Vermittlung von Sicherheit und Souveränität | | 10 % | Punkte × 10 : 100 | = |
| B.2.2 | Körperpflege und Kleiden | | 20 % | Punkte × 20 : 100 | = |
| B.2.3 | Medizinische Versorgung | | 20 % | Punkte × 20 : 100 | = |
| B.2.4 | Prophylaktische Maßnahmen | | 20 % | Punkte × 20 : 100 | = |
| B.3 | Persönliche Prävention, Raum und Material | | 10 % | Punkte × 10 : 100 | = |
| B.4 | Unterstützung alter Menschen bei der Lebensgestaltung | | 10 % | Punkte × 10 : 100 | = |
| | | | **100 %** | **Summe der Punkte für B** | =* |

*** Bitte übertragen Sie das Ergebnis zu B. auf die letzte Seite „Zusammenfassung der Bewertung".**

Die Verteilung der Gewichtung der Einzelergebnisse (%) verstehen wir als Vorschlag. Über die Gewichtung können auch andere Vereinbarungen getroffen werden. Diese Vereinbarungen sollten jedoch durch den schulischen Ausbildungsträger und/oder der Praxiseinrichtung einheitlich festgelegt werden.

## C. Reflexionsgespräch

- realistische Selbsteinschätzung der durchgeführten Pflege
- fachlich angemessene Begründung bei einer notwendigen Abweichung von der ursprünglich geplanten Pflege
- Möglichkeiten zur Entwicklung von Verbesserungsvorschlägen in der Planung und Durchführung
- Umgang mit/Annahme von Kritik

| Anmerkungen: |
|---|
| |

### Notenpunkte für C. Reflexionsgespräch:

| 15 | 14 | 13 | 12 | 11 | 10 | 9 | 8 | 7 | 6 | 5 | 4 | 3 | 2 | 1 | 0 |
|---|---|---|---|---|---|---|---|---|---|---|---|---|---|---|---|
| | | | | | | | | | | | | | | | |

***Bitte übertragen Sie das Ergebnis zu C. auf die letzte Seite „Zusammenfassung der Bewertung“.**

# Zusammenfassung der Bewertung

Auszubildene/-r: ______________________________

Ausbildungsjahr: ______________________________

Prüfer/-in: ______________________________

Einrichtung: ______________________________

Datum: ______________ Uhrzeit: ______________

## A. Schriftliche Pflegeplanung (20%)

Notenpunkte für A. Schriftliche Pflegeplanung:

| 15 | 14 | 13 | 12 | 11 | 10 | 9 | 8 | 7 | 6 | 5 | 4 | 3 | 2 | 1 | 0 |
|---|---|---|---|---|---|---|---|---|---|---|---|---|---|---|---|
| | | | | | | | | | | | | | | | |

(20 %) = Notenpunkte x 20 : 100 Notenpunkte ☐

## B. Praktische Durchführung (75%)

Notenpunkte für B. Praktische Durchführung:

| 15 | 14 | 13 | 12 | 11 | 10 | 9 | 8 | 7 | 6 | 5 | 4 | 3 | 2 | 1 | 0 |
|---|---|---|---|---|---|---|---|---|---|---|---|---|---|---|---|
| | | | | | | | | | | | | | | | |

(75%) = Notenpunkte x 75 : 100 Notenpunkte ☐

## C. Reflexion (5%)

Notenpunkte für C. Reflexion:

| 15 | 14 | 13 | 12 | 11 | 10 | 9 | 8 | 7 | 6 | 5 | 4 | 3 | 2 | 1 | 0 |
|---|---|---|---|---|---|---|---|---|---|---|---|---|---|---|---|
| | | | | | | | | | | | | | | | |

(5%) = Notenpunkte x 5 : 100 Notenpunkte ☐

---

**Summe der Notenpunkte:** ______________

**Endnote:** ______________

| **15** | **14** | **13** | **12** | **11** | **10** | **9** | **8** | **7** | **6** | **5** | **4** | **3** | **2** | **1** | **0** |
|---|---|---|---|---|---|---|---|---|---|---|---|---|---|---|---|
| bis 98 % | bis 95 % | bis 92 % | bis 89 % | bis 85 % | bis 81 % | bis 77 % | bis 72 % | bis 67 % | bis 62 % | bis 56 % | bis 50 % | bis 44 % | bis 37 % | bis 30 % | unter 30 % |
| 1+ | 1 | 1– | 2+ | 2 | 2– | 3+ | 3 | 3– | 4+ | 4 | 4– | 5+ | 5 | 5– | 6 |
| **Note 1** 100 % bis 92 % | | | **Note 2** unter 92 % bis 81 % | | | **Note 3** unter 81 % bis 67 % | | | **Note 4** unter 67 % bis 50% | | | **Note 5** unter 50 % bis 30 % | | | **Note 6** unter 30 % |

**Weitere Formulare und eine Musterberechnung finden Sie unter www.thieme.de/baroud-praxisnachweis**

# Bewertete Praxisanleitung/Anleitungs- und Prüfsituation

Auszubildende/-r: ______________________ Praxisanleiter/-in: ______________________

Datum: ______________________

## A. Schriftliche Pflegeplanung

***Daten- und Informationssammlung:***

Recherche sorgfältig und hinreichend vollständig?

| 15 | 14 | 13 | 12 | 11 | 10 | 9 | 8 | 7 | 6 | 5 | 4 | 3 | 2 | 1 | 0 |
|---|---|---|---|---|---|---|---|---|---|---|---|---|---|---|---|
| | | | | | | | | | | | | | | | |

***Erhebung der Ressourcen und Probleme des Pflegebedürftigen:***

In sich logisch und nachvollziehbar?

| 15 | 14 | 13 | 12 | 11 | 10 | 9 | 8 | 7 | 6 | 5 | 4 | 3 | 2 | 1 | 0 |
|---|---|---|---|---|---|---|---|---|---|---|---|---|---|---|---|
| | | | | | | | | | | | | | | | |

***Planung der Pflegeziele:***

Nachvollziehbar?

| 15 | 14 | 13 | 12 | 11 | 10 | 9 | 8 | 7 | 6 | 5 | 4 | 3 | 2 | 1 | 0 |
|---|---|---|---|---|---|---|---|---|---|---|---|---|---|---|---|
| | | | | | | | | | | | | | | | |

***Planung der Pflegemaßnahmen:***

Den Ressourcen und Problemen des Pflegebedürftigen angemessen?

| 15 | 14 | 13 | 12 | 11 | 10 | 9 | 8 | 7 | 6 | 5 | 4 | 3 | 2 | 1 | 0 |
|---|---|---|---|---|---|---|---|---|---|---|---|---|---|---|---|
| | | | | | | | | | | | | | | | |

***Aufbau, Form und inhaltliche Nachvollziehbarkeit der schriftlichen Pflegeplanung:***

| 15 | 14 | 13 | 12 | 11 | 10 | 9 | 8 | 7 | 6 | 5 | 4 | 3 | 2 | 1 | 0 |
|---|---|---|---|---|---|---|---|---|---|---|---|---|---|---|---|
| | | | | | | | | | | | | | | | |

**Summe __________ : 5 = __________ ***

**Notenpunkte für A. Schriftliche Pflegeplanung**

* **Bitte übertragen Sie das Ergebnis zu A. auf die letzte Seite „Zusammenfassung der Bewertung".**

**Weitere Formulare finden Sie unter www.thieme.de/baroud-praxisnachweis**

# B. Praktische Durchführung

## B.1 Vorgespräch

***Biografie:***
Die Biografie ist aussagekräftig.

Anmerkungen:

***Diagnosen:***
Auszubildende/Auszubildender ist informiert über: Krankheitsbilder, Komplikationen, Ursachen, die Auswirkungen auf die AEDLs.

Anmerkungen:

***Medikamente:***
Auszubildende/Auszubildender kennt Medikamente, kennt Wirkungsweise und unerwünschte Wirkungen.

Anmerkungen:

| 15 | 14 | 13 | 12 | 11 | 10 | 9 | 8 | 7 | 6 | 5 | 4 | 3 | 2 | 1 | 0 |
|---|---|---|---|---|---|---|---|---|---|---|---|---|---|---|---|
| | | | | | | | | | | | | | | | |

**Geplante Pflege:**

Anmerkungen:

## B.2 Praktische Durchführung der Pflegehandlung

### B.2.1 Kommunikation/Vermittlung von Sicherheit und Souveränität

#### *Beziehungspflege und Kommunikation:*

- klare, der Situation angemessene Kommunikation
- situationsgerechter Einsatz von Gestik und Mimik
- Gesprächsthemen von Seiten des Pflegebedürftigen werden aufgenommen und weiterverfolgt
- Aufbau/Gestaltung von persönlichen, bewohnerbezogenen Gesprächssituationen durch den Auszubildenden
- Berücksichtigung von Wünschen
- ausreichend Informationen zu den Pflegehandlungen

Anmerkungen:

#### *Vermittlung von Sicherheit und Souveränität:*

- vermittelt dem Pflegebedürftigen das Gefühl von Sicherheit und Souveränität
- kann in unvorhersehbaren Situationen adäquat reagieren: z.B. notwendig werdende Veränderungen im Pflegeablauf aufgrund von plötzlichen Situationsveränderungen
- situationsgerechte emotionale Begleitung des zu Pflegenden: beruhigen, ermuntern, motivieren

Anmerkungen:

| 15 | 14 | 13 | 12 | 11 | 10 | 9 | 8 | 7 | 6 | 5 | 4 | 3 | 2 | 1 | 0 |
|---|---|---|---|---|---|---|---|---|---|---|---|---|---|---|---|
| | | | | | | | | | | | | | | | |

### B.2.2 Körperpflege und Kleiden:

- Wahrung von Intimsphären
- Berücksichtigung von Gewohnheiten /Ritualen
- Erkennen/Berücksichtigen von Ressourcen und Problemstellungen
- ggf. Einsatz von therapeutischen Waschungen: z.B. anregende/entspannende Waschung, basalstimulierende Waschung nach Bobath
- Standard (Einrichtung oder Schule)

erfüllt: ☐ teilweise erfüllt: ☐ nicht erfüllt: ☐

Anmerkungen:

| 15 | 14 | 13 | 12 | 11 | 10 | 9 | 8 | 7 | 6 | 5 | 4 | 3 | 2 | 1 | 0 |
|---|---|---|---|---|---|---|---|---|---|---|---|---|---|---|---|
| | | | | | | | | | | | | | | | |

### B.2.3 Medizinische Versorgung:

- situationsgerechte Durchführung der Maßnahme nach dem Standard der Schule
- Beachtung von Hygiene- und Sicherheitsaspekten

Anmerkungen:

| 15 | 14 | 13 | 12 | 11 | 10 | 9 | 8 | 7 | 6 | 5 | 4 | 3 | 2 | 1 | 0 |
|---|---|---|---|---|---|---|---|---|---|---|---|---|---|---|---|
| | | | | | | | | | | | | | | | |

### B.2.4 Prophylaktische Maßnahmen:

- sinnvolle Maßnahmenauswahl und korrekte Durchführung
- nachvollziehbare Integration in den Pflegeablauf
- Einbeziehen von Ressourcen/ Kooperationsmöglichkeiten des Bewohners

Anmerkungen:

| 15 | 14 | 13 | 12 | 11 | 10 | 9 | 8 | 7 | 6 | 5 | 4 | 3 | 2 | 1 | 0 |
|---|---|---|---|---|---|---|---|---|---|---|---|---|---|---|---|
| | | | | | | | | | | | | | | | |

## B.3 Persönliche Prävention, Raum und Material, Hygiene

***Persönliche Prävention/ rückenschonendes Arbeiten:***

- sinnvoller Einsatz von Hilfsmitteln
- situationsgerechtes Einbeziehen einer weiteren Pflegekraft zur Unterstützung
- Erkennen und Einbeziehen von Ressourcen des Pflegebedürftigen"

Anmerkungen:

***Hygienische Strategien:***

- situationsgerechter Einsatz von Händedesinfektion
- Schutzkleidung/Schutzhandschuhen u.ä.

Anmerkungen:

***Angemessene Vor- und Nachbereitung der Pflege:***

- Material- u. Raumvor-/-Nachbereitung
- Benutzen des Dokumentationssystems als Informationsquelle/Eintragsinstrument

Anmerkungen:

| 15 | 14 | 13 | 12 | 11 | 10 | 9 | 8 | 7 | 6 | 5 | 4 | 3 | 2 | 1 | 0 |
|---|---|---|---|---|---|---|---|---|---|---|---|---|---|---|---|
| | | | | | | | | | | | | | | | |

## B.4 Unterstützung alter Menschen bei der Lebensgestaltung:

- Biografieorientiert
- den Interessen des Bewohners/der Bewohnerin entsprechend
- an Fähigkeiten orientiert und angemessen
- als abgeschlossene Einheit konzipiert (inhaltlich/zeitlich)

Anmerkungen:

| 15 | 14 | 13 | 12 | 11 | 10 | 9 | 8 | 7 | 6 | 5 | 4 | 3 | 2 | 1 | 0 |
|---|---|---|---|---|---|---|---|---|---|---|---|---|---|---|---|
| | | | | | | | | | | | | | | | |

## Ermittlung des Ergebnisses für B. Praktische Durchführung

| | Thema | Punkte | Prozent | Rechnung | Ergebnis |
|---|---|---|---|---|---|
| B.1 | Vorgespräch: Biografie, Diagnosen, Medikamente | | 10 % | Punkte × 10 : 100 | = |
| B.2.1 | Kommunikation/Vermittlung von Sicherheit und Souveränität | | 10 % | Punkte × 10 : 100 | = |
| B.2.2 | Körperpflege und Kleiden | | 20 % | Punkte × 20 : 100 | = |
| B.2.3 | Medizinische Versorgung | | 20 % | Punkte × 20 : 100 | = |
| B.2.4 | Prophylaktische Maßnahmen | | 20 % | Punkte × 20 : 100 | = |
| B.3 | Persönliche Prävention, Raum und Material | | 10 % | Punkte × 10 : 100 | = |
| B.4 | Unterstützung alter Menschen bei der Lebensgestaltung | | 10 % | Punkte × 10 : 100 | = |
| | | | **100 %** | **Summe der Punkte für B** | =* |

***Bitte übertragen Sie das Ergebnis zu B. auf die letzte Seite „Zusammenfassung der Bewertung“.**

Die Verteilung der Gewichtung der Einzelergebnisse (%) verstehen wir als Vorschlag. Über die Gewichtung können auch andere Vereinbarungen getroffen werden. Diese Vereinbarungen sollten jedoch durch den schulischen Ausbildungsträger und/oder der Praxiseinrichtung einheitlich festgelegt werden.

## C. Reflexionsgespräch

- realistische Selbsteinschätzung der durchgeführten Pflege
- fachlich angemessene Begründung bei einer notwendigen Abweichung von der ursprünglich geplanten Pflege
- Möglichkeiten zur Entwicklung von Verbesserungsvorschlägen in der Planung und Durchführung
- Umgang mit/Annahme von Kritik

| Anmerkungen: |
|---|
| |

### Notenpunkte für C. Reflexionsgespräch:

| 15 | 14 | 13 | 12 | 11 | 10 | 9 | 8 | 7 | 6 | 5 | 4 | 3 | 2 | 1 | 0 |
|---|---|---|---|---|---|---|---|---|---|---|---|---|---|---|---|
| | | | | | | | | | | | | | | | |

* **Bitte übertragen Sie das Ergebnis zu C. auf die letzte Seite „Zusammenfassung der Bewertung“.**

**Weitere Formulare finden Sie unter www.thieme.de/baroud-praxisnachweis**

## Zusammenfassung der Bewertung

Auszubildene/-r: ____________________

Ausbildungsjahr: ____________________

Prüfer/-in: ____________________

Einrichtung: ____________________

Datum: ____________ Uhrzeit: ____________

### A. Schriftliche Pflegeplanung (20%)

Notenpunkte für A. Schriftliche Pflegeplanung:

| 15 | 14 | 13 | 12 | 11 | 10 | 9 | 8 | 7 | 6 | 5 | 4 | 3 | 2 | 1 | 0 |
|---|---|---|---|---|---|---|---|---|---|---|---|---|---|---|---|
| | | | | | | | | | | | | | | | |

(20 %) = Notenpunkte x 20 : 100 Notenpunkte ☐

### B. Praktische Durchführung (75%)

Notenpunkte für B. Praktische Durchführung:

| 15 | 14 | 13 | 12 | 11 | 10 | 9 | 8 | 7 | 6 | 5 | 4 | 3 | 2 | 1 | 0 |
|---|---|---|---|---|---|---|---|---|---|---|---|---|---|---|---|
| | | | | | | | | | | | | | | | |

(75%) = Notenpunkte x 75 : 100 Notenpunkte ☐

### C. Reflexion (5%)

Notenpunkte für C. Reflexion:

| 15 | 14 | 13 | 12 | 11 | 10 | 9 | 8 | 7 | 6 | 5 | 4 | 3 | 2 | 1 | 0 |
|---|---|---|---|---|---|---|---|---|---|---|---|---|---|---|---|
| | | | | | | | | | | | | | | | |

(5%) = Notenpunkte x 5 : 100 Notenpunkte ☐

**Summe der Notenpunkte:** ____________

**Endnote:** ____________

| **15** | **14** | **13** | **12** | **11** | **10** | **9** | **8** | **7** | **6** | **5** | **4** | **3** | **2** | **1** | **0** |
|---|---|---|---|---|---|---|---|---|---|---|---|---|---|---|---|
| bis 98 % | bis 95 % | bis 92 % | bis 89 % | bis 85 % | bis 81 % | bis 77 % | bis 72 % | bis 67 % | bis 62 % | bis 56 % | bis 50 % | bis 44 % | bis 37 % | bis 30 % | unter 30 % |
| 1+ | 1 | 1– | 2+ | 2 | 2– | 3+ | 3 | 3– | 4+ | 4 | 4– | 5+ | 5 | 5– | 6 |
| **Note 1** 100 % bis 92 % | | | **Note 2** unter 92 % bis 81 % | | | **Note 3** unter 81 % bis 67 % | | | **Note 4** unter 67 % bis 50% | | | **Note 5** unter 50 % bis 30 % | | | **Note 6** unter 30 % |

Weitere Formulare und eine Musterberechnung finden Sie unter
www.thieme.de/baroud-praxisnachweis

Für Notizen